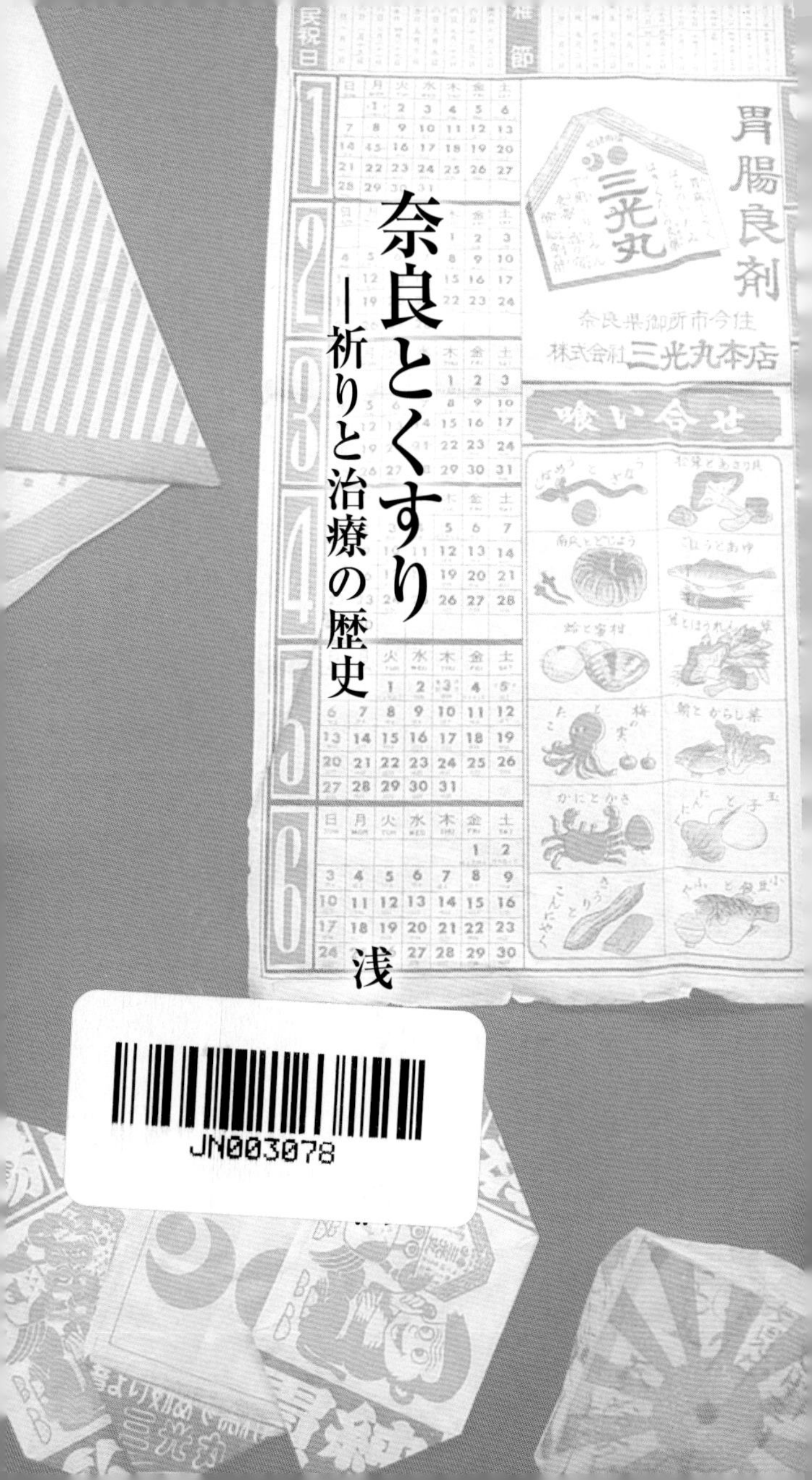


# 奈良とくすり

## ―祈りと治療の歴史

浅

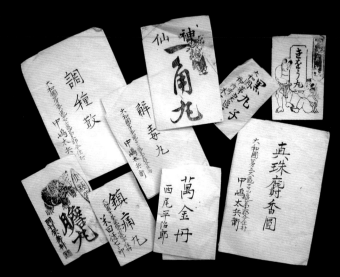

江戸から明治初期の薬のパッケージ
（三光丸クスリ資料館所蔵）

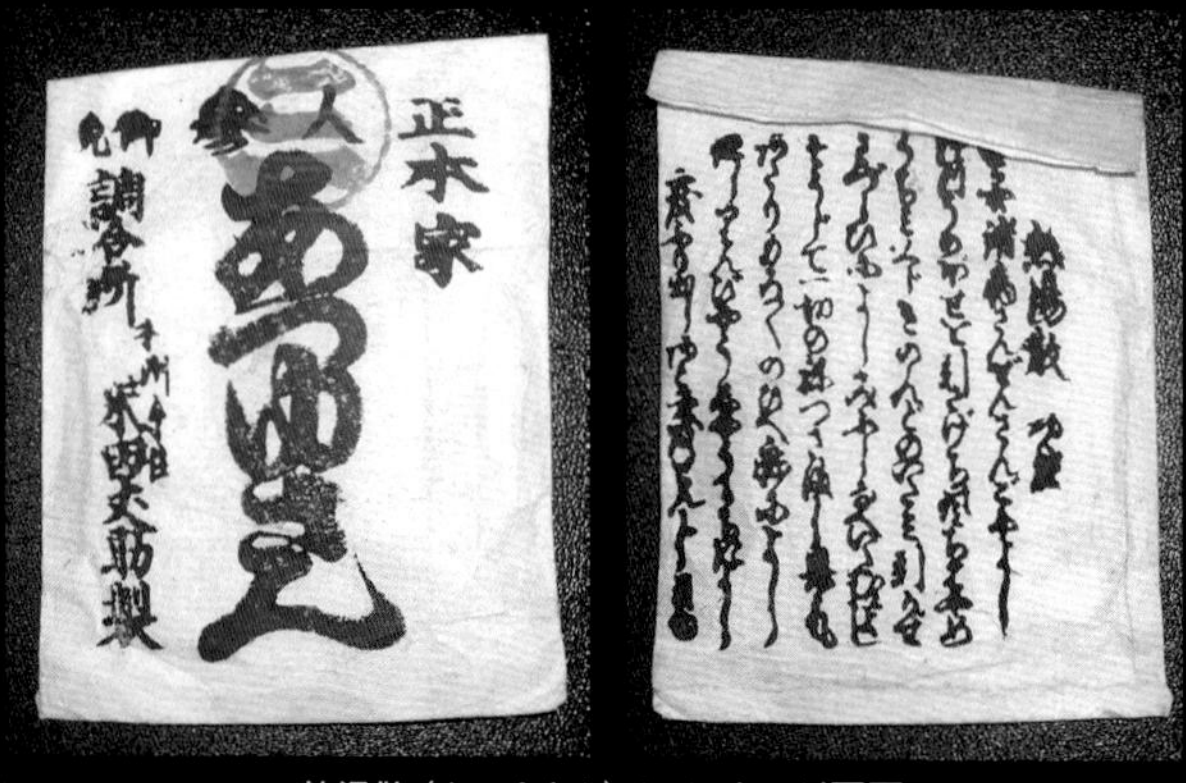


熱湯散（あつゆさん）のパッケージ両面
（三光丸クスリ資料館所蔵）

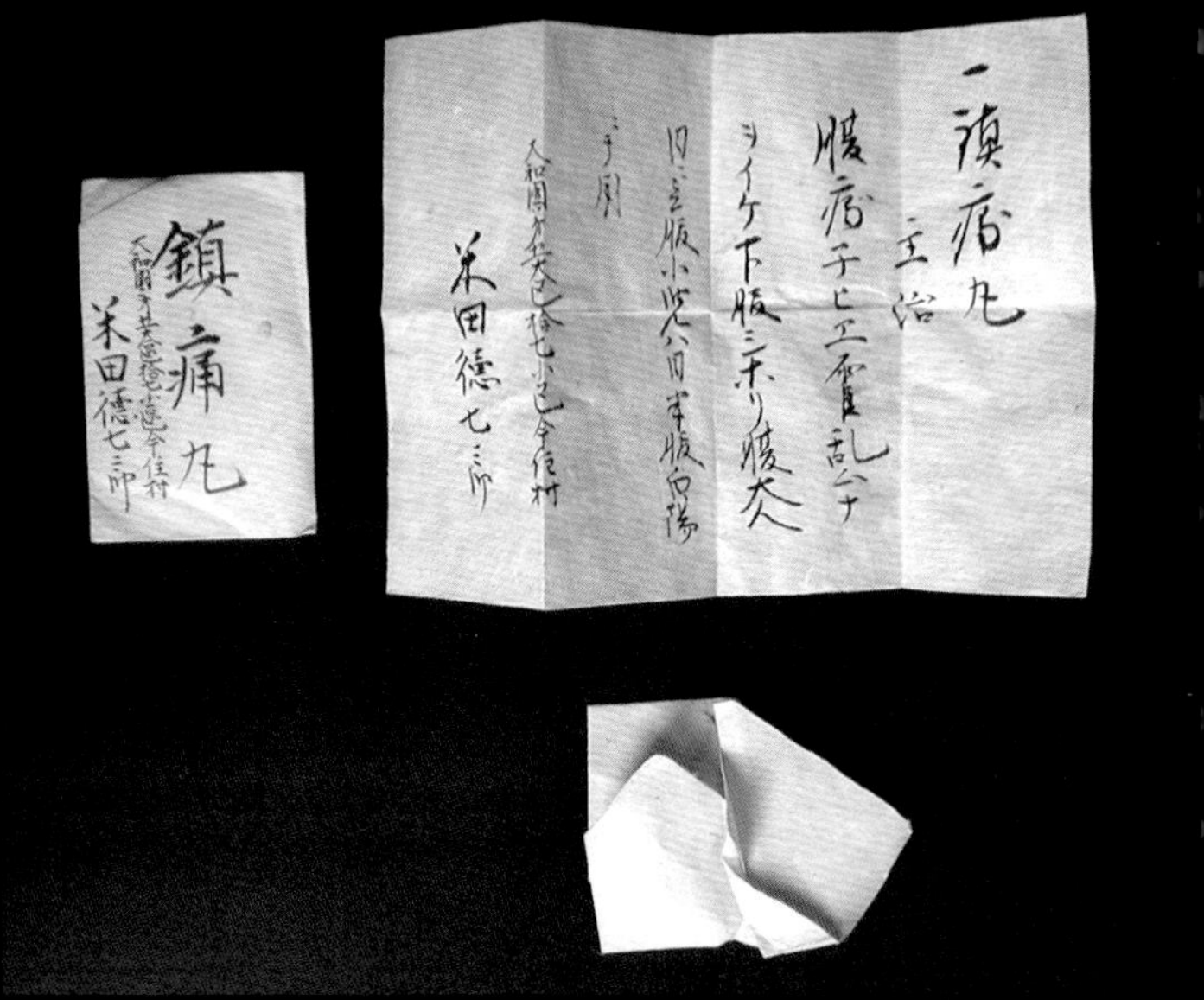


明治初期に三光丸の米田家が製造販売した「鎮痛丸」のパッケージ
（薬を和紙で包んだものを効能効果、用法を記した紙で包み、
さらに薬名と製造元を明記した書で包んでいる。）
（三光丸クスリ資料館所蔵）

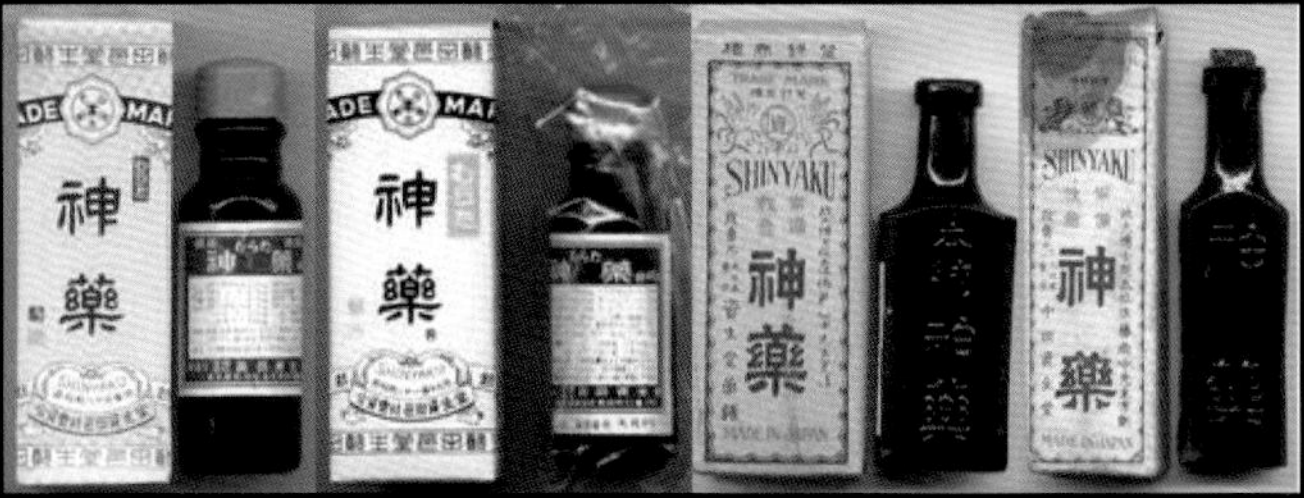


「神薬」のコバルトブルーのガラス瓶
（一般社団法人北多摩薬剤師会所蔵）

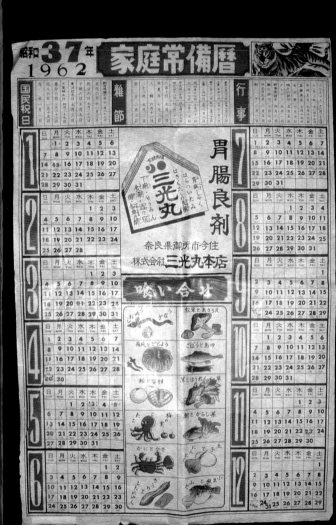


食い合わせを記したカレンダー
（三光丸クスリ資料館所蔵）

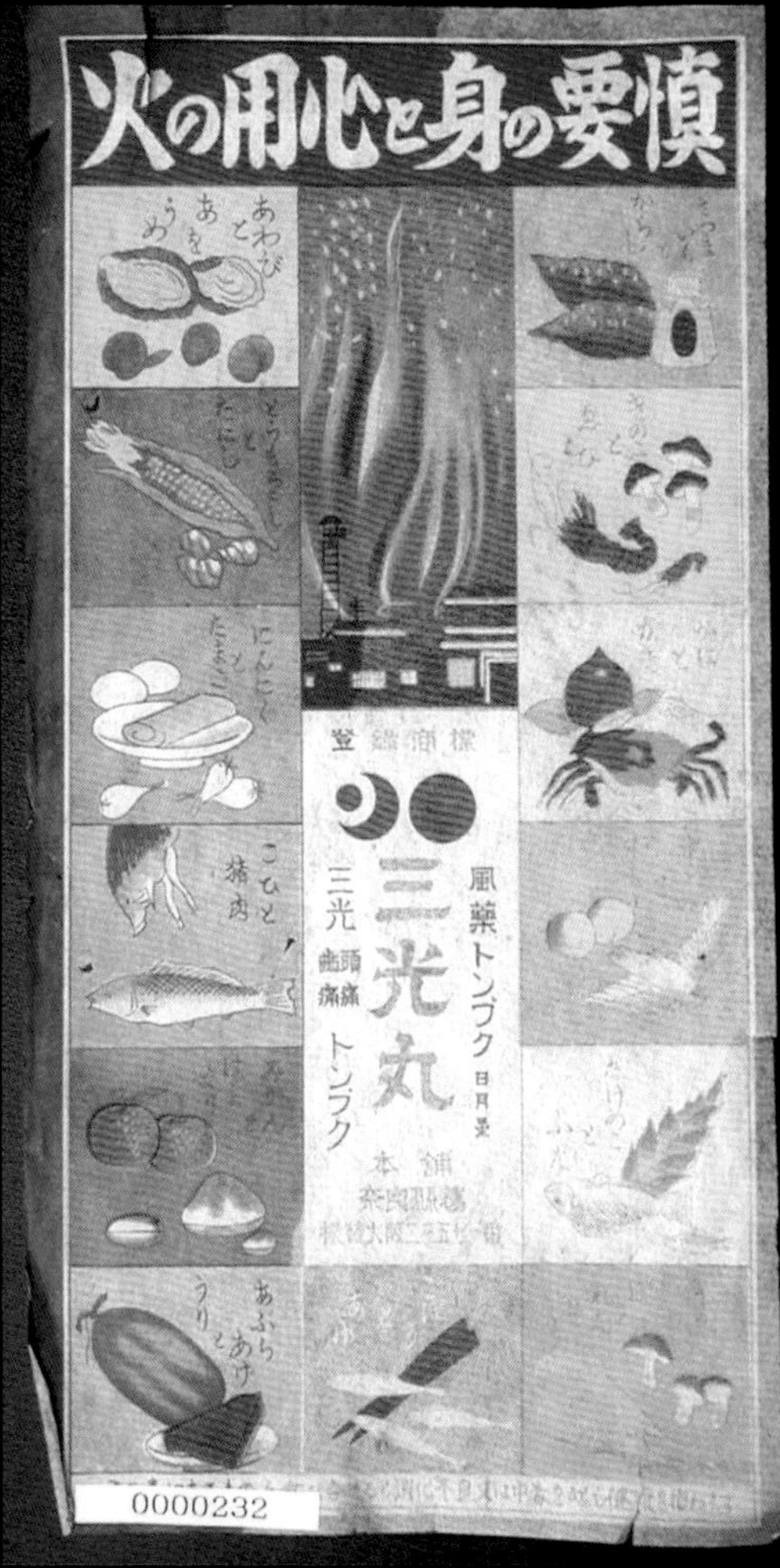


「火の用心」と「身の要慎」（食い合わせ）を組み合せたチラシ
（三光丸クスリ資料館所蔵）

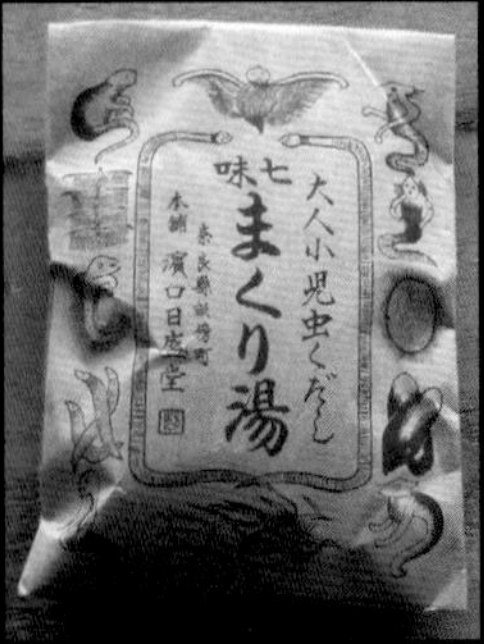


「まくり湯」のパッケージ
（三光丸クスリ資料館所蔵）

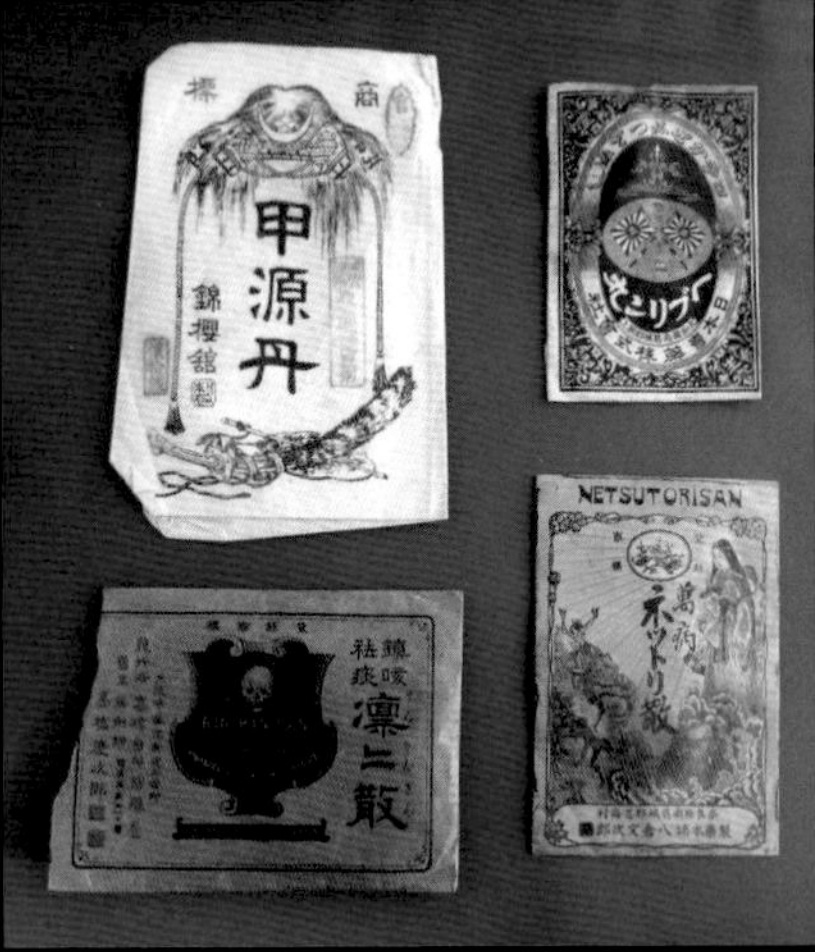


怪しい薬名のパッケージ
（三光丸クスリ資料館所蔵）

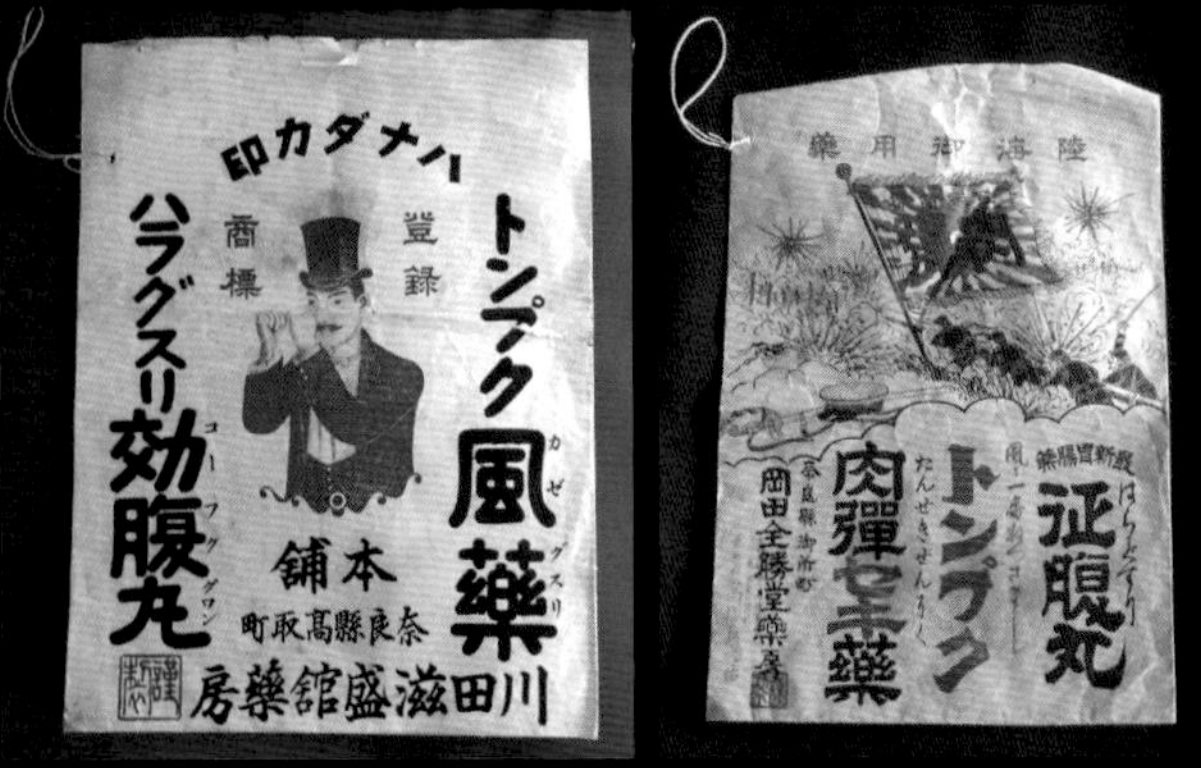


ユニークな配置用の大袋
（三光丸クスリ資料館所蔵）

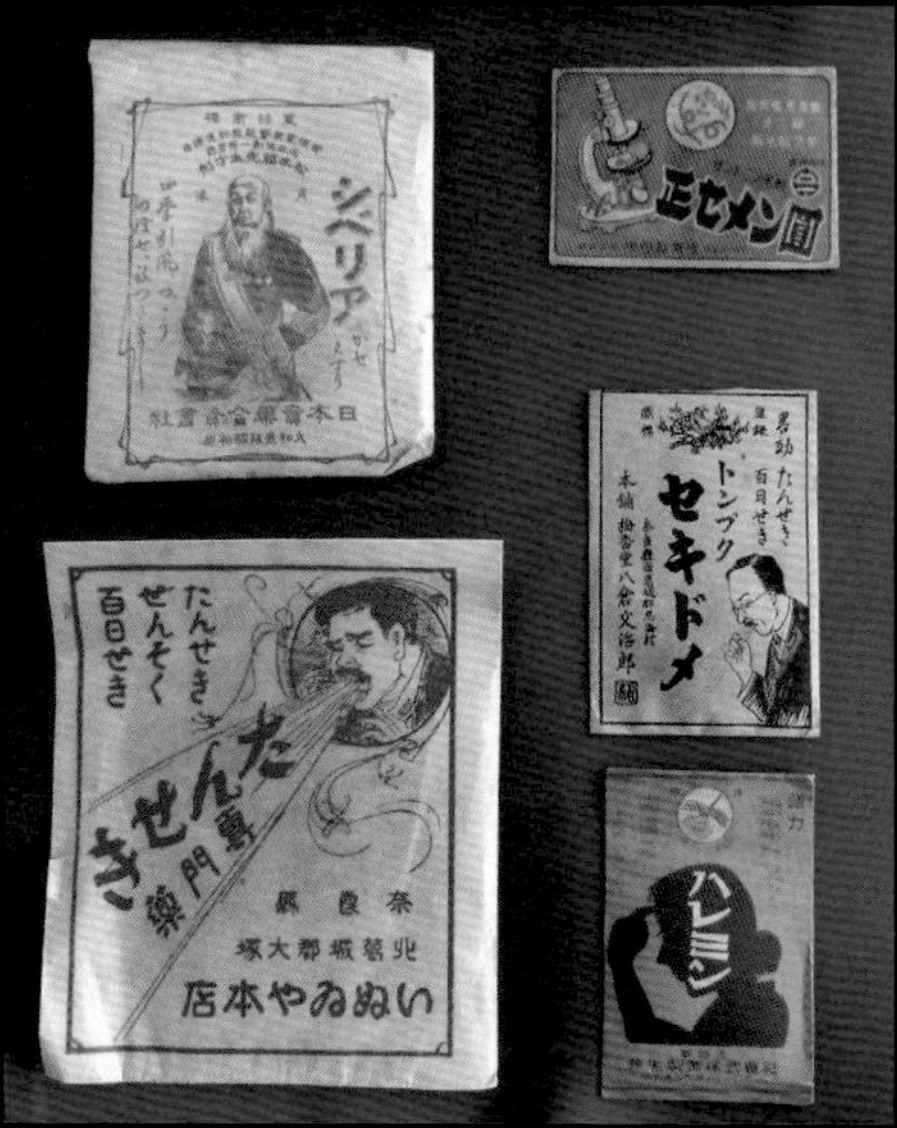

絵を見ただけで効能効果がわかる薬のパッケージ
（三光丸クスリ資料館所蔵）

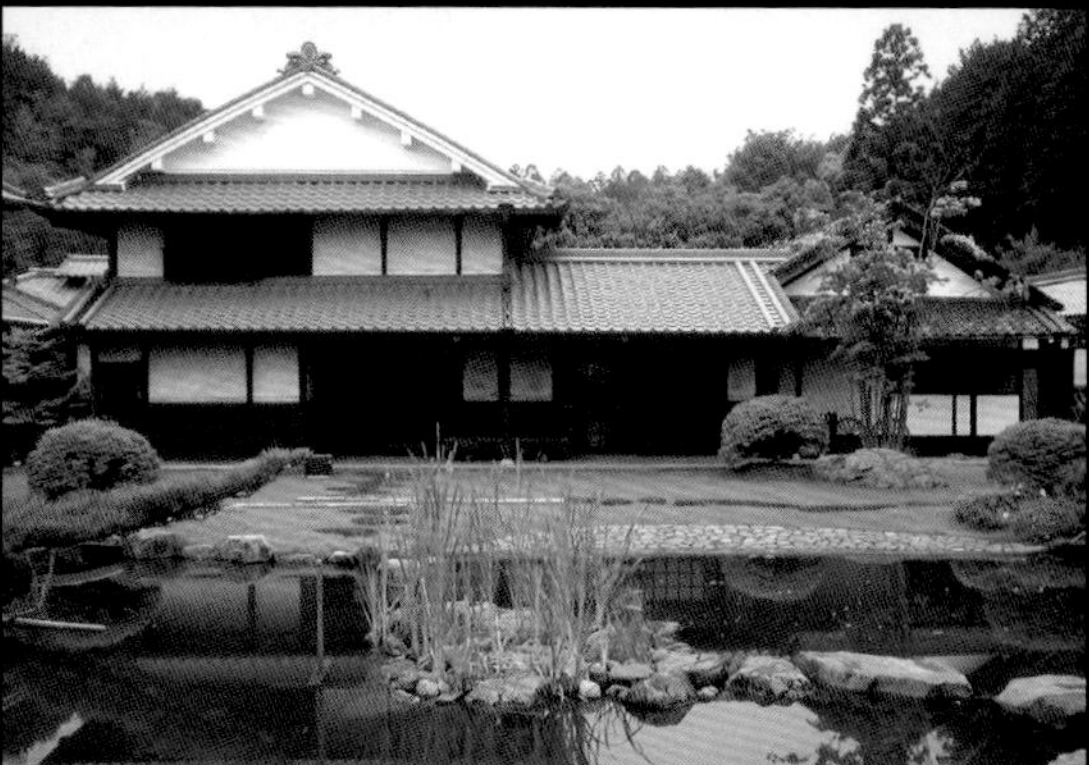
三光丸クスリ資料館（奈良県御所市）

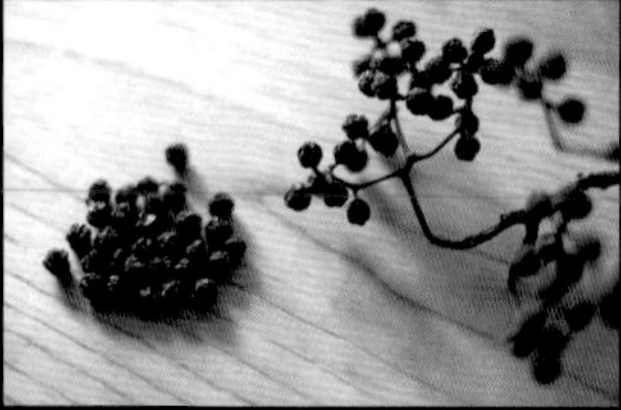

キハダの実

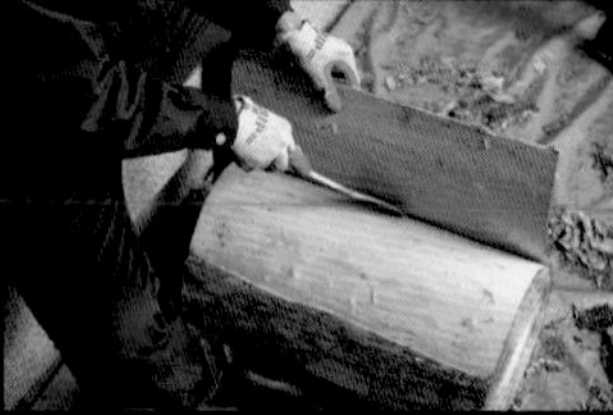

キハダ皮むき

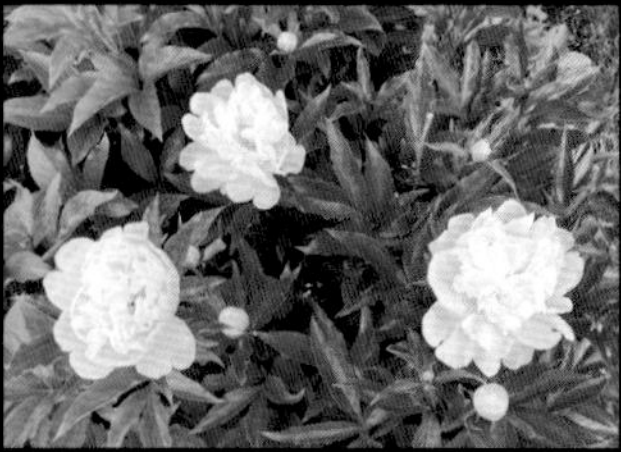

シャクヤク

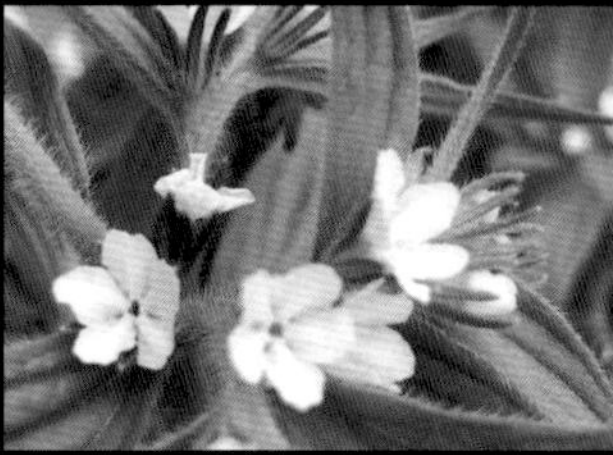

ムラサキ（写真:天野知津代）

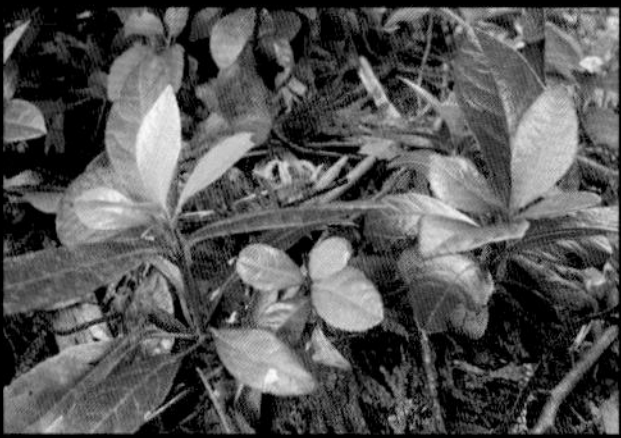

ヤブコウジ（写真:菊池はるみ）

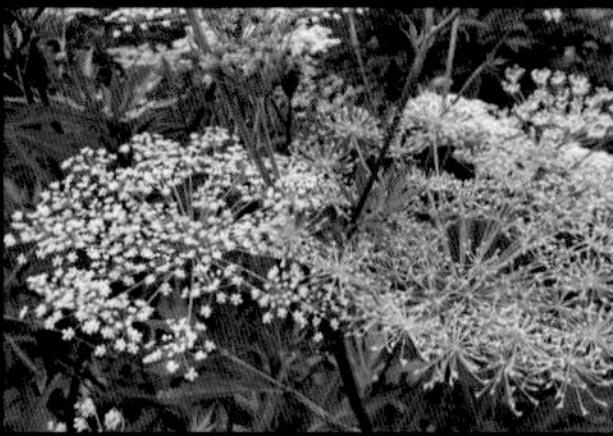

トウキ

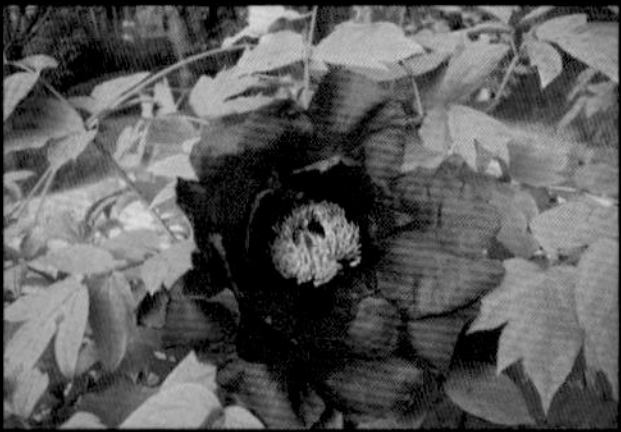

ボタン

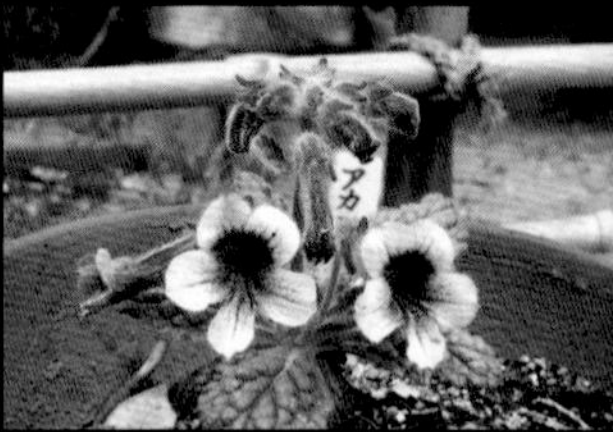


ジオウ

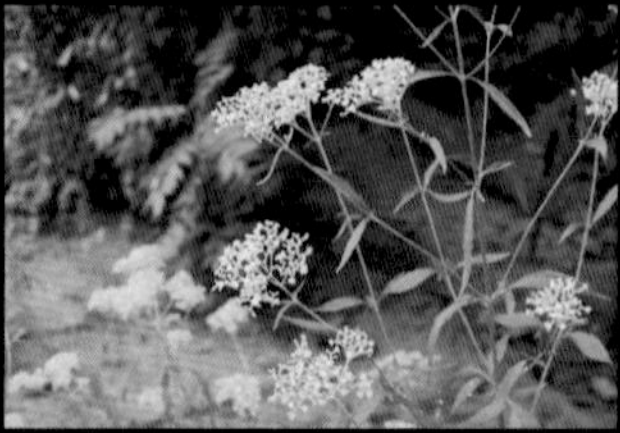

オミナエシ

# 巻頭言

『奈良とくすり～祈りと治療の歴史』（Nara and Medicines: A History of Prayer and Healing）（浅見 潤・西原正和）が刊行されました。お二人は、奈良で在職の日本薬史学会の会員であります。浅見潤先生は、「はじめに」で、奈良の都は、医療と薬の都であったこと、第1章1「日本にもたらされた医学・薬学」で、古事記や日本書紀から、さまざまな薬の技術・知識が朝鮮半島や中国大陸を通し、奈良にもたらされた歴史を紐解いています。第2章では、〝歴史のふるさと〟奈良の薬、第3章では、「やまとの置き薬」配置薬の発生と発展を解説。奈良・高山で育った当方は、随分と配置薬のお世話になりました。第5章では、「薬」雑感―祈りと治療の歴史を纏められました。当方も日本薬史学会二〇二一年（千葉）年会の「COVID―19が教えてくれていること」の基調講演で「薬と祈りの処方箋」についても少し触れました（森本、薬史学雑誌、二〇二二）。西原正和先生は、第4章で、「大和当帰」を紹介され、また「鑑真和上の功績を広めるために造園された唐招提寺薬園の歴史」という研究も論文になっています（西原、薬史学雑誌、二〇二二）。

本書には、随所にコラムが登場します。「まくり」の写真は虫下しとして服用した当方にはとても懐かしいものでした。

日本薬史学会二〇一五年会（奈良）は、日・中・韓国際薬史フォーラム「まほろば大和の薬と歴史」のテーマで、奈良春日野国際フォーラムで開催され、能楽堂で座長を務めました。薬史ツアーでは、三光丸クスリ資料館で、きっと浅見館長から説明を受けたのだと思います。そして宇陀市歴史文化館「薬の館」、薬師寺と散策しました。

二〇〇八年十一月八日寶相華会（奈良高校同窓会）東京支部定例総会で「薬出づる奈良からジュネーブへ〝おおきに〟の心と健康」のタイトルで講演しました。ジュネーブには、一九九九年六月からWHO本部EDM（必須医薬品政策部）課長として四年間医薬品製造規範（GMP）の研修教材CD－ROMの開発と頒布のミッションをしました。上述の三光丸クスリ資料館訪問では、職員の方とGMPの上記の経験を踏まえて専門的な質疑応答もしました。

不思議なご縁を感じております。

この本は、奈良と薬の歴史を本格的に学んでみたいと思う方々にとって待望の新書版でしょう。

天平七年（七三五）、九州で発生した天然痘は、平城京でも感染者が爆発的に増加しました。

当時を思い、本書を片手に奈良を散策するのもコロナ禍を経験した我々にとっては、意味のあることではないでしょうか。

二〇二四年三月十七日　大和西大寺にて

日本薬史学会　第八代会長　森　本　和　滋

目　次

## 第3章　「大和の置き薬」配置薬の発生と発展

## 第4章　奈良ゆかりの薬用植物大和当帰



## 第5章　「薬」雑感―祈りと治療

# はじめに

奈良は日本の歴史の故郷《ふるさと》ともいうべき場所である。

奈良盆地をはじめとする近畿地方中央部に成立した大和朝廷（ヤマト王権）が、日本の支配体制を確立しつつあった四世紀以降、朝鮮半島や中国との交流を深めたことで、学問や宗教、芸術をはじめとする大陸文化が日本にもたらされた。

これらの最先端技術・文化を日本で受け継いだのは、はじめのうちは朝廷に仕える官人たちであったが、やがて朝廷の力が大きくなり、仏教が国家鎮護の手段として広く行き渡るにしたがい、貴族や僧侶たちがその役割を担うようになった。

彼らは大陸から渡来した医師や僧侶、技術者たちから学んだものを咀嚼し、独自の世界観や技術力を駆使して自分たちのものとした。

やがて、天皇家による仏教保護・奨励が頂点に達した聖武天皇の時代になると、南都六宗と呼ばれた仏教宗派が興隆を極め、僧侶たちによる医療行為や製薬・施薬が積極的に行われるようになっていった。

つまり、奈良の都は医療と薬の都でもあったのである。
本書では、奈良が日本の薬文化にどのように関わってきたかを概観しながら、薬の歴史と現状、そして未来について若干の考察を加えてみたい。

二〇二四年六月

三光丸クスリ資料館館長　浅見　潤

# 第1章　医薬事始め

## 1．日本にもたらされた医学・薬学

### 大陸との交流

奈良の地で医療と製薬が盛んになった経緯についてもう少し詳しく触れてみよう。

早くは古墳時代の頃から朝鮮半島との交流が行われていたが、やがて大和朝廷が成立した飛鳥時代以降、中国大陸との交流が活発に行われるようになると、大陸から多くの渡来人が来日し、さまざまな技術・知識を伝えた。

朝鮮半島との交流としては、允恭《いんぎょう》天皇三年（四一三）八月に、新羅からの使者で医師であった金波鎮漢紀武《こんはちんかんきむ》（金武）が、允恭天皇の病気を治療したという（『古事記』下巻）。

雄略天皇七年（四六三）、百済に対し今来才伎《いまきのてひと》（工人）を要請したところ、百済王が医師・徳来を派遣し、その子孫は代々難波の地に住んで医をもって業となしたという（『日本書紀』巻第十四）。

また、欽明天皇十四年（五五三）、百済に医博士、暦博士、易博士および薬物の招来を要請した際には、同国から医博士・王有陵陀《おううりょうだ》と採薬師・潘量豊《はんりょうぶ》、丁有陀《ちょううだ》が派遣されたという（『日本書紀』

巻第十九)。

飛鳥時代以降、中国大陸との交流については、以下のような記録がある。

推古三十一年(六二三)、隋および唐の医術を学んだ薬師・恵日《えにち》が帰国した(『日本書紀』推古三十一年七月条)。実は、恵日は先に雄略帝の要請で来日していた医師・徳来の五世の孫といわれる人物で、推古十六年(六〇八)、第三回遣隋使派遣の際、小野妹子隋に従って留学生として隋に渡り、医術を学んでいた。

恵日はその後朝廷の官人に起用され、遣唐使として中国に渡っている。

以後、恵日のように、もと留学生として中国で学んだ人物が官人となり、国家の外交に活躍する例が増加した。しかも、留学生となった人物のうち、出自が明らかな者はみな渡来系氏族の人々だったという(『遣隋・遣唐留学者とその役割』森公章、専修大学東アジア世界史研究センター年報第4号、二〇一〇年)。当時、朝廷が大陸との交流を行うにあたり、中国と日本双方の言語に通じ、文化の橋渡し役にふさわしい渡来系の人々を積極的に採用していたことがわかる。

やがて、朝廷の支配が確立すると、医術を修めた人々が律令制で定められた国家公務員として働くようになった。

## 遣唐使廃止による変化

日本と大陸の交流は八九四年に遣唐使が廃止されるまで続いたが、その後は朝廷が国の許可なく異国に渡ることを禁じたため、公的な行き来は途絶えてしまった。

しかし、九六〇年に北宋（九六〇～一一二七）が成立すると朝廷の態度は軟化し、たびたび特例を設けて大陸との交易を許すようになった。

規制をくぐり抜けた私的な貿易はすでに各地で行われており、その背景には、当時、貴族や寺院において「唐物」が流行し、中国の文物がもてはやされたこともあった。

十世紀以降、十三世紀までのこうした動きは「日宋貿易」と呼ばれ、平氏が政権を握った際には、南宋（一一二七～一二七九）との交易を積極的に行った。

南宋の時代には中国医学（中医学）が発展し、最先端の医療知識・技術と薬物が日本にもたらされた。なお、公的な大陸渡航が禁止されていた期間も僧侶たちは移動を許されており、平氏の南都焼き討ちによって荒廃した東大寺を再建した僧・重源《ちょうげん》も数回南宋に渡っている。

重源は南宋において建築技術や土木工学を学んだといわれるが、当時日本と中国を往来した僧侶たちはおしなべて仏教以外にもさまざまな技術・知識を大陸で学び、日本に持ち帰ったと思われる。南都の諸寺院における医療行為、製薬は、こうした僧侶たちがもたらした知識で発達していったのである。

遣唐使の廃止はまた、日本の文化にも大きな影響を与えた。

中国との交流が途絶えがちになると、かつてもたらされた大陸の文化を咀嚼《そしやく》し、独自の解釈を加えることで国風文化と呼ばれるものが藤原氏を中心とする貴族の間で流行していった。

医学、薬学に関しても同様で、中国から学んだものが日本の気候風土や日本人の体質に合わせて変化を遂げた。これに並行して日本古来の医方・薬方も存続しており、相互に影響を与えながら進化し、やがて十六世紀以降、オランダ医学（蘭方）など西洋医学が日本に導入されると、それと区別するために前者は漢方（日本漢方）、後者は和方と呼ばれるようになった。

次節では、中国伝統医学（中医学）と日本漢方の違いについて概観してみよう。

## コラム① 薬にまつわることわざ

病を治す薬に関することわざは数多くあるが、その一部をご紹介しよう。

「良薬は口に苦《にが》し」苦くて飲みにくい薬ほど良く効く。転じて、耳が痛い忠告ほど、大切な忠告なのであるというたとえにも使われる。

余談だが、私が勤務する「株式会社三光丸」では、苦いことで有名なセンブリを主原料とした健胃薬三光丸を製造販売しているが、かつて、このことわざをもじって「三光丸は口に苦し」というキャッチコピーを使用していた。

「膝っこに目薬」おこなっても無駄なこと、意味のないことのたとえ。同じような意味で「尻に目薬」という言い方もある。

「薬九層倍」薬の原価は定価の一割程度で、元手に対して収益の方が圧倒的に多いことから、暴利をむさぼることのたとえ。「魚三層倍」「呉服五層倍」「花八層倍」「坊主丸儲け」「按摩つかみ取り」というのもある。なかなか辛辣な表現だが、日本人は古くからこのような言葉遊びを好んできた。

三光丸の場合、明治後半には北海道まで行商圏を拡大していたが、旅費、宿泊費がかさむため、その分定価を高く設定する必要があった。地元の奈良では三銭で販売していたものを、北海道では五銭で販売しなければ商売にならなかったという。とてものこと「儲け九割」というわけにはいかなかったのである。

「酒は百薬の長」適量の酒は良薬よりも効果があるという、酒を賛美した表現。

一方、「酒は百薬の長とはいへど、よろずの病は酒よりこそ起れ」（『徒然草』第一七五段吉田兼好）という戒めのコトバもある。飲み過ぎにはくれぐれもご注意を。

「クスリはリスク」どんな薬にも副作用があることのたとえ。

薬もそうだが、現代人は様々なリスクにさらされて生きているのだなあと、つくづく思う。

## 2. 中国伝統医学と日本漢方

日本の伝統医学、すなわち「日本漢方」は、平安時代以降、日本にもたらされた中国医学に源流を求めることができるが、中心となるのは中世末、中国・明王朝時代に隆盛となった「金元医学」であり、それに日本独自の解釈を加えて変容したものである。

室町時代、臨済宗妙心寺派の僧侶・田代三喜《たしろさんき》が明に留学し、金元医学の大家と呼ばれた李東垣、朱震亨（丹渓）から学んだ医学を日本に持ち帰り、弟子の曲直瀬道三《まなせどうさん》らが日本に広めた。

やがて、江戸時代の鎖国政策により海外との交流が途絶えると、中国医学の根本理論である陰陽学説や五行学説などを疑問視し、中医学の典拠となっていた『黄帝内経《こうていだいけい》』をも批判、三国時代に原型が成立したとされる『傷寒論』を尊重する流れが生まれた。

伊東仁斎や荻生徂徠らは、中医学の診断治療システムである「弁証論治」を批判し、中国古文献から得た臨床症候と『傷寒論』の処方を結びつける「方証相対《ほうしょうそうたい》」の理論を唱えた。

また、吉益東洞《よしますとうどう》は、体に何らかの原因で生じた毒が病気の原因であるとする「万病一毒説」を提唱し、診断の際も伝統的な「脈診」よりも「毒」の在処を見極める方法としての「腹診」を重要視した。

後に東洞の理論は西洋医学に通じるものとして高く評価され、日本近代医学中興の祖と仰がれた。彼は多くの門弟を育て、華岡青洲などを輩出している。

この流派は古方派と呼ばれ、全国に広められて日本医学の主流となった。なお、これに対し、曲直瀬道三らの医学は後世《ごせい》派と呼ばれた。

## 中医学の根本理論—陰陽五行説

中国伝統医学は、およそ紀元前三世紀以降に成立した『黄帝内経　素問《そもん》・霊枢《れいすう》』『傷寒論』『金匱要略《きんきようりやく》』などを典拠としており、「陰陽学説」「五行学説」に基づく診断方法を採用している。

ごく簡単に言えば、「体内の気の流れが乱れること」「陰陽五行説の視点でとらえた五臓六腑の不調和」が病気を引き起こす原因であり、それを癒す方法として、自然と調和した生活を基本とし、後述する方法で治療を施すというものである。

中医学の根本となるものは、この「陰陽学説」「五行学説」である。

「陰陽学説」は、すべての事物には陰と陽があり、大宇宙を構成する万物や様々な現象はみな、陰と陽の変化によって生じると考える理論体系である。

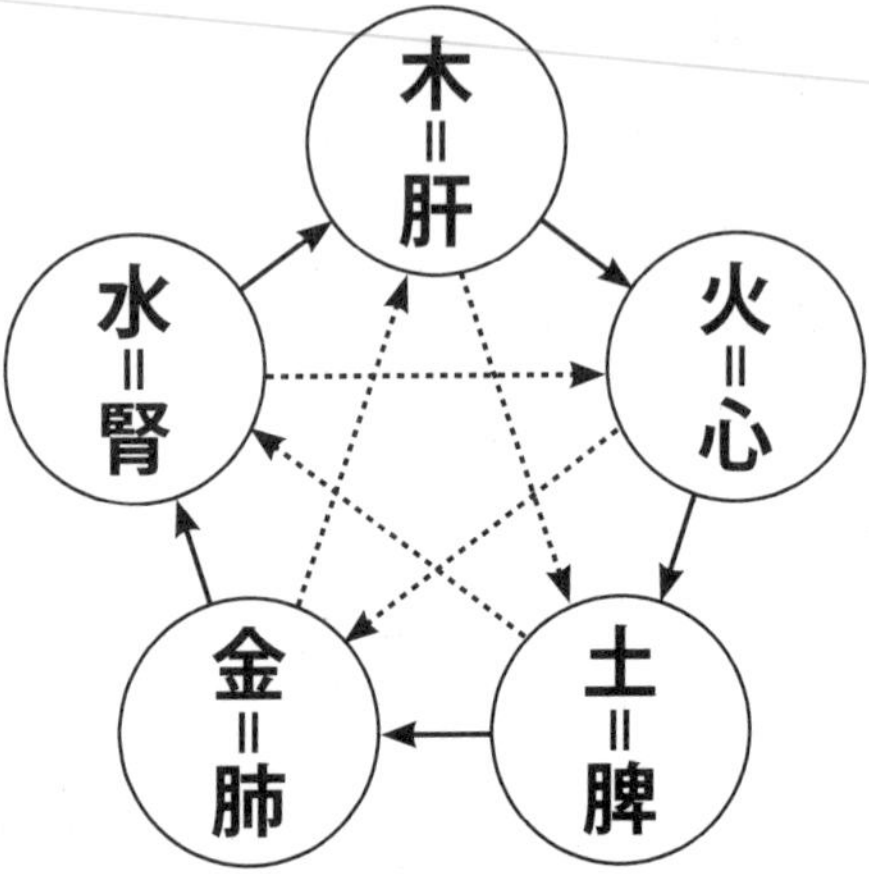


五行と五臓の相関図
（実線矢印は相生、点線矢印は相克の関係）

これをもとに、病気の原因も陰陽の変化によると考える。

また、「五行学説」では、宇宙の森羅万象を「木《もく》」「火《か》」「土《ど》」「金《ごん》」「水《すい》」の五つの要素、すなわち「五行」から成り立っているとしている。

中医学ではこの二つの学説を取り入れ、五行に陰陽を加えて分類することで、様々な体の状態を説明する。

ところで、「陰陽五行思想」は現代を生きる私たちの生活にも密着したものといえる。

たとえば「干支《えと》」すなわち十干十二支の十干《じっかん》は、五行に陰陽を加えたものである。

「甲乙・丙丁・戊己・庚辛・壬癸」は訓読みだと「甲乙（きのえ、きのと）・丙丁（ひのえ、ひのと）・戊己（つちのえ、つちのと）・庚辛（かのえ、かのと）・壬癸（みずのえ、みずのと）」と読むが、それぞれ「木の兄・木の弟」「火の兄・火の弟」「土の兄・土の弟」「金の兄・金の弟」「水の兄・水の弟」を意味する。つまり、陰と陽を兄と弟で表しているのである。

五行説では、木火土金水の関係をさらに「相生相剋《そうしょうそうこく》」の関係に当てはめて考える。

木は（燃えて）火を生じ、火は燃えて（灰と）土が生じ、土の中から金（金属）が生じ、金はその表面に水を生じ、水は木を生じる（育てる）。これが「木生火《もくしょうか》・火生土《かしょうど》・土生金《どしょうきん》・金生水《きんしょうすい》・水生木《すいしょうもく》」の相生関係である。

また、木は土の養分を吸い取り、火は金（金属）を溶かし、土は水を汚し、金（金属）は木を切り、水は火を消す。これが「木剋火《もくこくか》・火剋金《かこくきん》・土剋水《どこくすい》・金剋木《きんこくもく》・水剋火《すいこくか》」の相剋《そうこく》関係となる。

五行説ではさらに、それぞれに季節や色、精神状態、食べ物の味などを当てはめているが、中医学ではこれに五臓を対応させる。

つまり、「木＝肝（肝臓、胆のう系）」「火＝心（心臓・小腸系）」「土＝脾（胃・脾臓系）」「金＝肺（肺・大腸系）」「水＝腎（腎臓・膀胱・生殖器系）」という具合である。

## 「四診」と「証」

中医学における患者の診断は、「望聞問切《ぼうぶんもんせつ》」すなわち四診と呼ばれる方法論を用いる。

望診＝視覚情報により診断すること。患者の体格や姿勢、顔色、肌の色つや、動作など全身の状態を観察する。舌を観察する「舌診《ぜっしん》」もこれに含まれる。

聞診＝聴覚、嗅覚情報による診断。声の強弱や呼吸音、咳の音を聞き、口臭、分泌物、排泄物の匂いを嗅ぐなど。

問診＝既往歴、自覚症状、食欲や便通の有無に加え、普段の生活状況、親族の病歴などを聞き取る。

切診＝脈診ともいい、全身を巡る気血から情報を得る。病気の時の脈にはさまざまな状態が現れるが、脈の深さ、速さ、形、勢いに分類し、さらにそれらを細分して観察する。

四診に際しても陰陽説が深く関係している。

たとえば聞診で声が大きい、言葉数が多い、咳の音や呼吸音が大きいといった状態は「陽」であり、声が小さい、言葉数が少ない、咳の音や呼吸音が小さいといった状態は「陰」である。

これら四診によって得た患者の身体情報が「証」であり、それをもとに病因や病気の状態を解明するのが「弁証」である。

弁証には八綱弁証、六経弁証、衛気営血弁証などがあり、中医学の長い歴史の中で培われてきた奥深い理論が背景にある。

四診による情報から弁証し、それによって「論治」すなわち治療を行うのである。治療方法としては外治《がいち》（経穴刺激、鍼灸《しんきゅう》、推拿《すいな》）と内治《ないち》（服薬、薬膳）があり、必要に応じてどちらかひとつ、あるいは両方を行う。

患者から得られるあらゆる情報をもとに陰陽五行理論をあてはめながら五臓六腑の状態を把握し、病気の本質を見抜いて効果的な治療に結びつけるのが中医学である。

中医学の理論と実際に関して本稿ではこれ以上言及しないが、文献に精通し、実際の治療技術を習得すると同時に、深い洞察力、直感力を要求される点でたいへん奥深い医学であるといえよう。

それはすなわち、中医学の医師においては習熟が困難であり、個人差が生じやすいということにもつながるかもしれない。良医を選ぶことが病を治療する近道であるのは世界共通ということだろう。

## 中医学は日本漢方のルーツ

これまで述べてきたように、日本の伝統医学すなわち日本漢方は、中国明代の中医学（金元医学―丹渓学派）をベースとして『傷寒論』の処方と日本独自の思想を取り入れて成立した。

また、日本人の体質や気質、日本という国の気候風土も日本漢方の醸成に深く関わっているといえよう。

現代の中国における中医学は、西洋医学の理論・手法をも組み込んだものとして構築されつつあるという。（『中医学概論：中医学の理論体系・治療の実際』大野修嗣、日東医誌、Kampo Med vol.58 No.3, 2007）

一方、現代の日本漢方は「方証相対」を主流としつつ薬効研究を進めてきたが、一九七〇年代の日中国交回復を契機として医学の分野でも交流が活発化し、中国伝統医学と現代の中医学に関する理解が深まり、日本漢方のさらなる発展につながっている。

かつて、大陸から様々な学問と技術が奈良の都にもたらされた。

千数百年を経た今なお、かの国から学んだ医学が脈々と息づいているのである。

# 第2章　〝歴史のふるさと〟奈良の薬

## 1．万葉集に詠まれた薬草

万葉集には、七世紀前半から八世紀中頃にかけて、天皇、貴族から庶民にいたるまでさまざまな身分の人々が詠んだ、およそ四千五百首の歌が収録されている。歌の題材は多岐にわたるが、三分の一ほどは草木を詠んだものであり、薬草が登場する歌も多く知られている。

本章では、奈良を舞台として詠まれた万葉集のうち、薬草が登場するものをいくつか選んでご紹介する。

（その一）

あかねさす
紫野行き
標野《しめの》行き
野守は見ずや

君が袖振る

（『万葉集』巻一　二十　額田王《ぬかたのおおきみ》）

※著者訳

「紫草が一面に咲く、標縄《しめなわ》を張った御料地を行き
貴方は私に向かって袖を振っていらっしゃる
そんなことをしたら
野の番人に見られてしまうではありませんか。」

※歌に詠まれた薬草

紫＝ムラサキ科多年草。根を乾燥したものを生薬「紫根《しこん》」といい、解熱・解毒・凍傷・火傷に用いる。根はまた、青みがかった紫色「江戸紫」の染料として古くから用いられてきた。

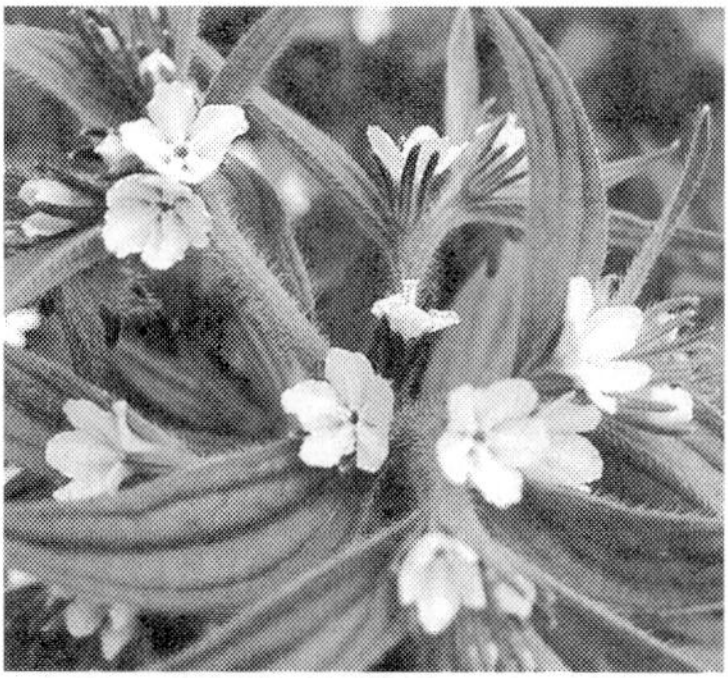

ムラサキの花
（写真：天野知津代）

※備考

この歌は、大海人皇子（後の天武天皇）の一行が五月五日に蒲生野《がもうの》（現在の滋賀県、琵琶湖の東南部）で鹿猟《しかがり》を行った際、女官たちとともに同行した額田王が詠んだものである。場所は近江の地だが、額田王も大海人皇子も飛鳥の人で、鹿猟の行事も早くは推古天皇の時代、大和国の菟田野（現在の奈良県宇陀市）や羽田（高取町羽内《ほうち》～明日香村畑付近）で行われていた。「くすりがり」という言葉に狩猟の「猟」の字をあてた理由は、動物性生薬として古くから珍重された「鹿茸《ろくじょう》」すなわち鹿の角の採取を目的としていたからであった。

もしかすると、鹿猟を行った場所の近くには、薬用植物を栽培する薬草園もあっただろう。男性は鹿を狩り、女性たちはショウブやヨモギなどの薬草を摘んだのである。

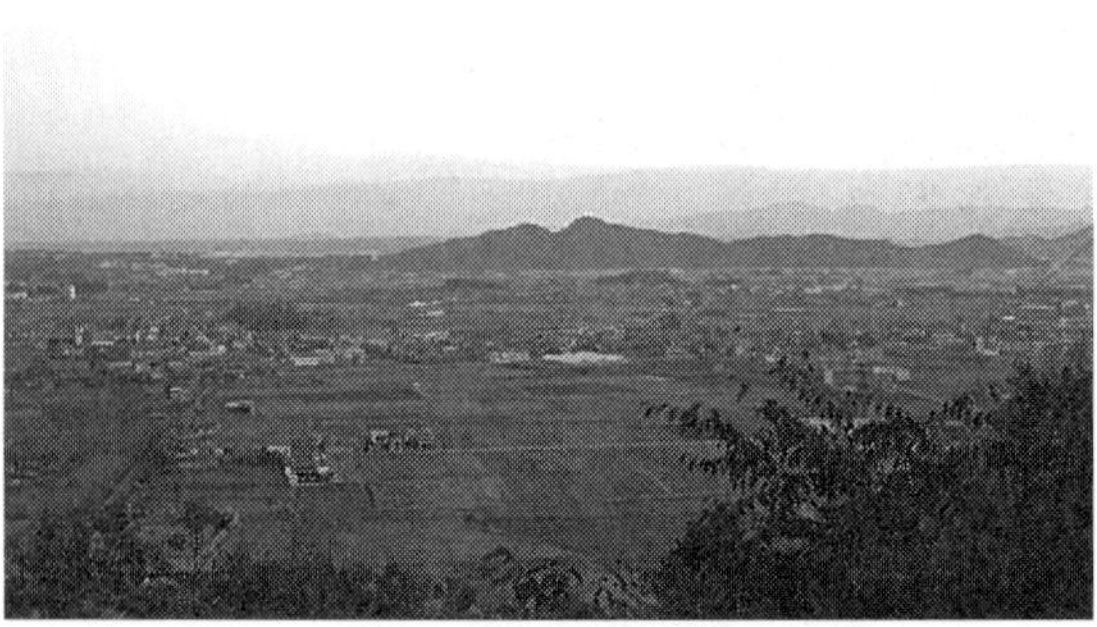

蒲生野（滋賀県東近江市）

（その二）
夏葛の
絶えぬ使の
よどめれば
事しもあるごと
思いつるかも
（『万葉集』巻四　六四九　坂上郎女《さかのうえのいらつめ》）

※著者訳
「夏の葛のように、いつも絶えることなくやって来る
使いの人がなかなか来ないので、
あなたに何事か起ったのかと
思ってしまいました。」

※歌に詠まれた薬草
葛＝マメ科、蔓《つる》性の多年草。肥大した根を乾燥したものを生

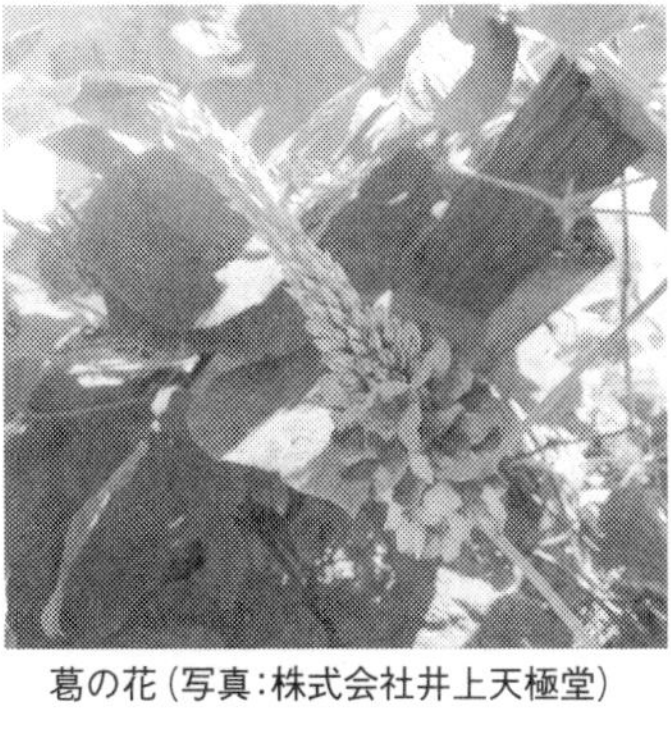
葛の花（写真：株式会社井上天極堂）

薬葛根といい、漢方処方に用いる。風邪の初期症状に効果あり。

また、生葉は生薬「葛葉《かつよう》」といい、止血効果がある。花を乾燥させたものを生薬「葛花《かっか》」といい、二日酔いに用いる。

また、葛粉は秋から冬にかけて掘り起こした根を砕いて水を加え、繊維を取り除き、精製して良質のデンプンだけを採取したもので、古くから食用とされてきた。

※備考

坂上郎女が、大伴氏の本宅があった佐保邸に居住した頃に詠んだ歌。佐保は現在の奈良市法蓮町付近で、当時、一帯は貴族の邸宅地であった。

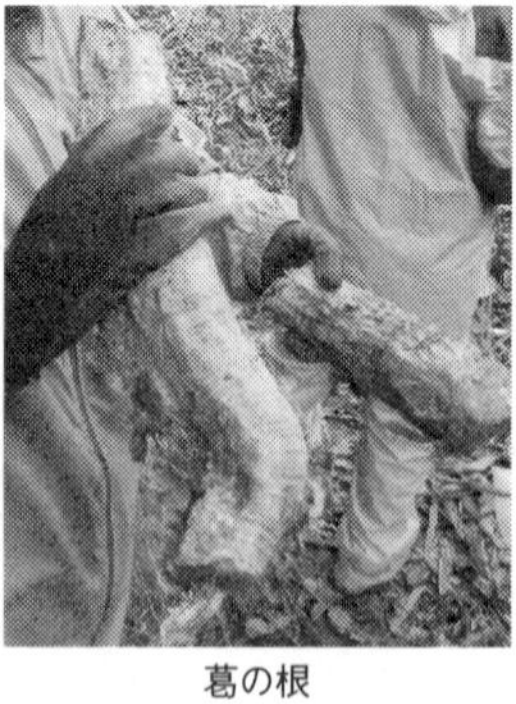
葛の根

（その三）

をみなえし
さき澤《さわ》の邊《べ》の
眞《ま》くず原

いつかも繰りて
我が衣に着む

（『万葉集』巻七　一三四六　作者未詳）

※著者訳
「女郎花《おみなえし》が美しく咲く佐紀沢のほとりの葛の原。
その葛を、いつ手繰《たぐ》り寄せて私の衣として着られるのだろうか。
（あの女性をいつ私のものにできるのだろうか）」

※歌に詠まれた薬草
女郎花＝オミナエシ科多年草。根を乾燥したものを生薬「敗醤根《はいしょうこん》」といい、排膿、消炎、浄血作用があり婦人薬として用いる。盛りの時の花を乾燥したものは生薬「黄屈花《おうくつか》」と呼ばれ、酒に漬けて用いると生理不順に効果がある。

※備考

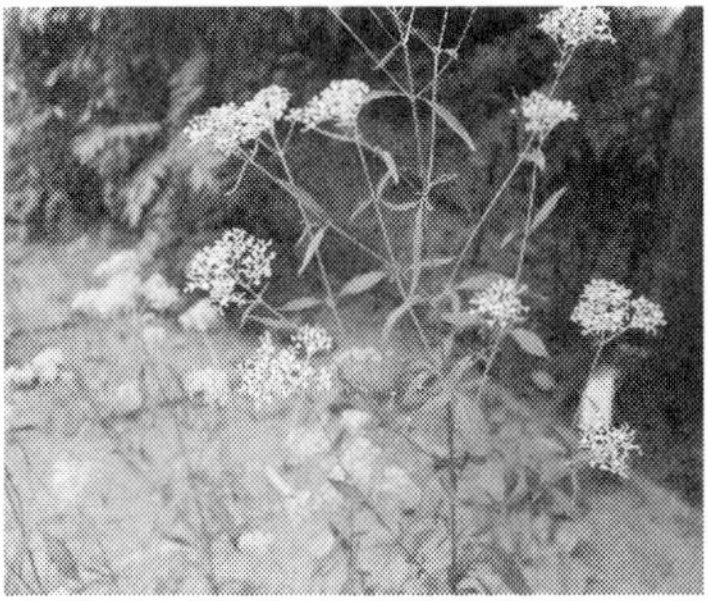

オミナエシ

佐紀沢は現在の奈良市佐紀町一帯の沼沢地。古くから低湿地で沼や沢が多く、万葉集には「佐紀沢」のほかに「佐紀沼」を詠んだ歌もある。

(その四)
消残《けのこ》りの
雪に合へ照る
あしひきの
山たちばなを
つとに摘み来な

(『万葉集』巻二十　四四七一　大伴家持《おおとものやかもち》)

※著者訳
「消え残った雪に照り映えている山橘を、
ちょっとした贈り物として摘んで来ようか。」

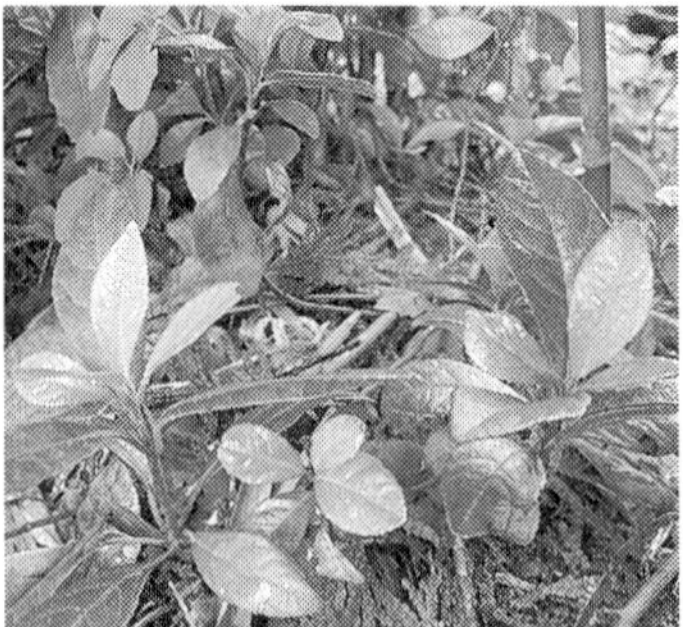

ヤブコウジ(写真:菊池はるみ)

※歌に詠まれた薬草
ヤマタチバナ（山橘）＝サクラソウ科ヤブコウジ。センリョウ（千両、センリョウ科）や、マンリョウ（万両）、カラタチバナ（百両）と並べて「十両」とも呼ばれる。正月の縁起物。根茎を乾燥したものは生薬「紫金牛《しきんぎゅう》」といい、虫下しや喉の腫れ物、鎮咳（咳止め）、去痰に効果がある。

※備考
この歌が詠まれた天平勝宝八年（七五六）は、地方官として越中国に赴任していた大伴家持が少納言に任ぜられて平城京に戻っていた頃であった。
冬十一月五日の夜、雷鳴が聞こえて雪が降り、庭が白く覆われたのを見てにわかに興が乗り、詠んだ歌という。

（その五）
さく花は
うつろう時あり

あしひきの
山菅《やますげ》の根し
長くはありけり

（『万葉集』巻二十　四四八四　大伴家持）

※著者訳
「美しく咲く花も、（やがて）色あせてしまうことがある。山中の菅の根こそ、長く変わらずにいることだなあ。」
※歌に詠まれた薬草
ヤマスゲ（山菅）＝ユリ科ジャノヒゲ（リュウノヒゲ）の根茎を乾燥したものを生薬「麦門冬（ばくもんどう／ばくもんとう）」といい、鎮咳去痰、清熱（風邪の初期症状を治す）・強壮などに用いる。
※備考
題詞に、自然の移ろいゆくことを悲しんで作った歌とある。

この頃、まさに橘奈良麻呂の乱に関与した疑いで大伴氏の人々が処罰を受けていた最中であり、

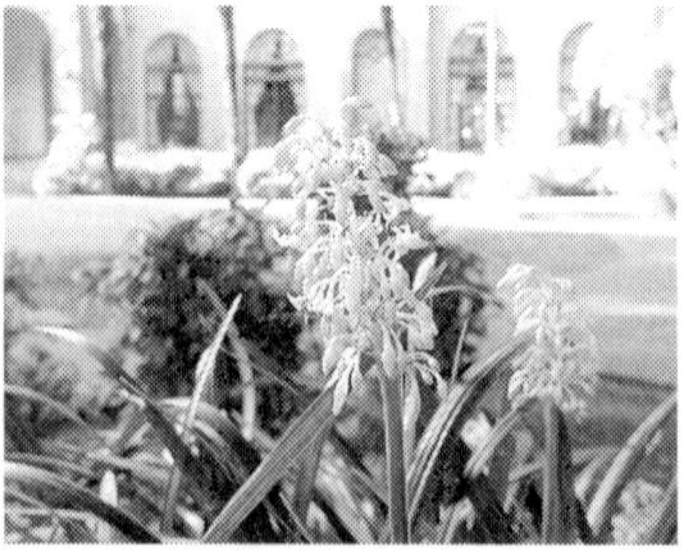

ジャノヒゲの花
（「四季の花散歩」サイトより）

直接関与せずに罪を免れた家持であったが、咲いては枯れる花にも似た権力闘争に空しさを感じてこの歌を詠んだともいわれる。

## 2. 推古天皇の薬猟

日本史上最初の女帝とされる推古天皇（五五四〜六二八）の治世は、崇仏派の蘇我氏が隆盛を極め、仏教が本格的に興隆していく時代であった。

蘇我馬子とともに帝を補佐した厩戸皇子すなわち聖徳太子の勧めもあり、推古天皇は「三宝（仏・法・僧）興隆の詔」を発したが、大陸からもたらされる先進文化の重要性を認識していた太子は、同時に薬の重要性についても帝に進言したという。

『日本書紀』推古十九年五月五日、推古帝は大和菟田野において群臣を率いて薬猟を催した。「猟」の一字を用いる理由は、この行事の主目的が薬となる鹿の角すなわち「鹿茸《ろくじょう》」をとることにあったからである。日本における薬機法（旧薬事法）では、この鹿茸の原材料をマンシュウアカジカ、マンシュウジカ、シベリアジカ、ワピチ（アメリカアカジカ）の幼角（袋角）と定めている。

余談だが、これら四種のシカ類を起源動物とした根拠は、実ははっきりしていないばかりか、現代の分類体系上の学名・和名とも一致していないという。

中国では鹿茸を採取する鹿を「梅花鹿《バイカロク》」「馬鹿《バロク》」などと規定しているが、「梅花鹿」は学名を「Cervus nippon Temminck」といい、英語名は「Sika deer」「Japanese deer」と呼ばれる。和名は「ニホンジカ」である。

ニホンジカは古くから日本や中国大陸、ロシアに分布しており、推古天皇が鹿猟をした際の鹿も、現在奈良公園の名物となっているものと同じニホンジカであったと考えられる。

万葉集の項でもふれたが、『日本書紀』に見える鹿猟の記事は推古十九年の大和菟田野におけるものが初見で、翌年は羽田《はた》で行われ、天智天皇七年（六七七）には近江の蒲生野で行われている。

推古朝は飛鳥の小墾田宮（現在の明日香村雷丘周辺か）に皇居があった時代で、菟田野はやや遠方だが羽田（波多郷）は、ほど近い場所にあった。

蒲生野で薬猟が行われた天智天皇七年（六六八年）は、天智天皇が飛鳥から近江大津宮に遷都して間もない頃だった。

いずれの場合も付き従った群臣は位階に合わせた色の冠と装束を身につけており、宮廷の行事として執り行われた。

人々の心を癒やす仏教と同様、病を治癒し長寿へと導く「薬」というものを、国をあげて奨励していこうという朝廷の姿勢がうかがえる行事といえよう。

## 3．光明皇后と医療

光明皇后（光明子）とその夫・聖武天皇の治世は、大地震や凶作、伝染病など自然災害が多発しただけでなく、貴族による反乱などの人災にも悩まされた時代だった。

特に、天平七年（七三五）、九州で発生した天然痘はやがて全国に広がり、平城京でも感染者が爆発的に増加、国政を担当していた藤原四兄弟（武智麻呂《むちまろ》、房前《ふささき》、宇合《うまかい》、麻呂《まろ》）が相次いで感染死するなど朝廷を揺るがす事態となった。

これらの問題に直面した聖武天皇は、仏教の教えによって人々の不安を取り除き、国家の安寧を祈念して全国に国分寺や国分尼寺を造り、奈良の東大寺に大仏を造立するという大事業に乗り出した。

光明皇后も仏教に深く帰依し、夫の聖武帝を補佐した。そして皇后宮職《こうごうぐうしょく》と呼ばれた皇后直轄の機関をつくり、薬草を栽培し庶民に分け与える施薬院、貧民や孤児を救済する悲田院を設置した。

よく知られる千人風呂伝説《(注)》も、光明皇后の老病者救済事業と信仰の深さを物語っている。

(注) 千人風呂伝説

巷間伝わる、いわゆる「仙人風呂伝説」は、『建久御順礼記』(実叡著)、『元亨釈書』(虎関師錬著)などの文献をもとに流布したもので、概ね以下のようなストーリーである。

「仏のお告げにより、光明子は湯屋を建てて最初に来た者の(あるいは千人の)垢すりを自らの手で行おうと考えた。最初に(千人目に)現れたのはハンセン病を患った老人だった。光明子はその背中を流し、さらに老人の求めに応じて背中の膿を必死で吸い取ったところ、老人は自らを阿閦仏の化身であると告げて空中に姿を消した。光明子はその湯屋を寺として阿閦寺と名づけた。」

## 4．正倉院に納められた薬物

### 『種々薬帳《しゅじゅやくちょう》』

天平勝宝八年（七五四）、夫の聖武天皇が崩御すると、光明皇后はその七七忌（四十九日）法要を興福寺で催した後、追善供養のため聖武帝の遺愛品を東大寺など十八カ寺に献納した。

その際に献物帳と呼ばれる目録が作られたが、現存するのは東大寺献物帳と法隆寺献物帳のみである。

東大寺献物帳は五通あり、それぞれ『国家珍宝帳《ちんぽう》』『種々薬帳』『屏風花氈等帳《びょうぶかせんとう》』『大小王真跡帳《しんせき》』『藤原公真跡屏風帳』と通称されている。

これらのうち、光明皇后が六十種類におよぶ薬物を献納した際に作られたものが『種々薬帳』であり、それぞれの名と数量、重さなどが記されている。

また、巻末には「病に苦しむ人々のために必要に応じて薬物を用い、すべての病と苦しみが除かれ、人々が早死にすることのないように」という光明皇后の願文《がんもん》が記されており、実際にいくつかの薬物は持ち出されて病人に用いられたと考えられている。

『種々薬帳』に収録された薬物のうち三十八種が現存しており、平成六年に開始した科学調査では、大黄や甘草などの生薬が千数百年を経た今もなお薬効を保っていることが証明されている。表1に見るとおり、いわゆる薬草のほか、動物や鉱物・金属、化石由来のものなどが含まれる。それらは当時、朝廷が中国大陸や中東、東南アジアから取り寄せた高貴薬であり、現在の日本では生薬として扱われていないものや毒物もある。

以下、薬帳に記されたものの一部をご紹介しよう。

**表1　正倉院『種々薬帳』に収載された薬物**

| 薬物名 | 種別 | 読み | 解説 |
|---|---|---|---|
| 麝香 | 動物 | ジャコウ | ジャコウジカの雄の香のう分泌物。強心、気付け、香料。 |
| 犀角 | 動物 | サイカク | インドサイの角。鎮静、解毒、解熱作用。 |
| 朴消 | 鉱物 | ボクショウ | 主成分は含水硫酸ナトリウム。瀉下作用。 |
| 小草 | 植物 | ショウソウ | 現存品はマメ科植物の莢果。 |
| 胡椒 | 植物 | コショウ | インド産コショウ。健胃、整腸、消化促進作用。 |

| | | | |
|---|---|---|---|
| 阿麻勒 | 植物 | アマロク | コショウ科アムラタマゴノキの果実か。消炎、止渇作用。 |
| 黒黄連 | 植物 | コクオウレン | ゴマノハグサ科コオウレンの根茎。現在の生薬名は胡黄連。解熱。 |
| 青葙草 | 植物 | セイショウソウ | 亡失。 |
| 理石 | 鉱物 | リセキ | 繊維状石膏（主成分は含水硫酸カルシウム）。消炎、解熱、止渇。 |
| 大一禹余粮 | 鉱物 | ダイイチウヨロウ | 泥鉄鉱（鉄鉱石の一種）。別名「子持石」「石団子」収斂、止瀉剤。 |
| 五色龍骨 | 動物 | ゴシキリュウコツ | 鹿の化石骨。亡失。 |
| 龍角 | 動物 | リュウカク | 化石鹿の角。 |
| 似龍骨石 | 不詳 | ニリュウコツセキ | 化石木か。 |
| 鬼臼 | 植物 | キキュウ | ユリ科マルバタマノカンザシの根茎。現在はメギ科ハスノハクサをいう。 |
| 紫鉱 | 動物 | シコウ | ラックカイガラムシの雌が木の枝に分泌する樹脂状物質。 |
| 蕤核 | 植物 | ズイカク | バラ科植物の成熟した果実の種子。 |
| 畢撥 | 植物 | ヒハツ | インド産ナガコショウの根茎。滋養・強壮。 |
| 寒水石 | 鉱物 | カンスイセキ | 方解石（炭酸カルシウムの結晶）解熱、消炎、止渇。 |
| 奄麻羅 | 植物 | アンマラ | トウダイグサ科アンマロクウカンの果実片、種子。 |

| | | | |
|---|---|---|---|
| 元青 | 動物 | ゲンセイ | 亡失。ツチハンミョウ科の昆虫か。 |
| 白皮 | 植物 | ハクキュウ | 白及の誤記か。白及はラン科シランの偽球茎で、止血や痛み止め、慢性胃炎に用いる。 |
| 禹余粮 | 鉱物 | ウヨリョウ | 大一禹余粮と同じかまたは類似するものか。 |
| 龍骨 | 動物 | リュウコツ | ゾウ、サイなど古代哺乳動物の化石骨。 |
| 白龍骨 | 動物 | ハクリュウコツ | 化石鹿の四肢骨。 |
| 五色龍歯 | 動物 | ゴシキリュウシ | ナウマンゾウの第三臼歯。鎮静、鎮痙、鎮痛作用。 |
| 雷丸 | 動物 | ライガン | サルノコシカケ科ライガン菌の菌核。 |
| 青石脂 | 鉱物 | セイセキシ | 青色を帯びた粘土か。 |
| 赤石脂 | 鉱物 | シャクセキシ | 赤色を帯びた粘土。主成分はケイ酸化アルミニウム水化物。 |
| 鍾乳床 | 鉱物 | ショウニュウショウ | 鍾乳石（炭酸カルシウムを主成分とする方解石の集合体）。 |
| 宍縦容 | 植物 | ニクジュヨウ | ハマウツボ科ホンオニクの肉質茎。現在は「肉縦容」といい、滋養強壮、疲労回復、便秘などに用いる。 |
| 無食子 | 植物 | ムショクシ | 没食子（もっしょくし）のこと。ブナ科植物の若芽が変形し瘤状になったもの。タンニンを含み、収斂・止瀉作用あり。 |

| | | | |
|---|---|---|---|
| 遠志 | 植物 | オンジ | ヒメハギ科イトヒメハギの根。去痰、滋養強壮作用あり。 |
| 桂心 | 植物 | ケイシン | クスノキ科シナモンカシアの樹皮。「桂皮（ケイヒ）」に同じ。芳香性健胃薬。スパイスとしても用いる。 |
| 芫花 | 植物 | ゲンカ | ジンチョウゲ科フジモドキの花蕾（カライ）。利尿、瀉下作用あり。 |
| 人参 | 植物 | ニンジン | ウコギ科チョウセンニンジンの根。滋養強壮作用あり。 |
| 大黄 | 植物 | ダイオウ | タデ科ダイオウの根茎。下剤として便秘に効果あり。 |
| 臈蜜 | 動物 | ロウミツ | トウヨウミツバチの巣を加熱して得られる蜜蝋（ミツロウ）。滋養強壮作用あり。 |
| 甘草 | 植物 | カンゾウ | マメ科カンゾウの根。かぜ薬、鎮痛鎮痙薬、鎮咳去痰薬、健胃薬などに配合。 |
| 芒消 | 鉱物 | ボウショウ | 純粋な含水硫酸ナトリウム。主に下剤として便秘に使用。 |
| 蔗糖 | 植物 | ショトウ | サトウキビの根から得られる砂糖。口渇、疲労回復に用いる。 |
| 紫雪 | 鉱物 | シセツ | 奈良時代の薬を代表する配合剤。朱砂（硫化水銀）、寒水石、磁石など八種を配合。 |
| 石塩 | 鉱物 | セキエン | 岩塩の一種で主成分は塩化ナトリウム。利尿、歯肉出血、歯痛、結膜炎に用いた。 |
| 檳榔子 | 植物 | ビンロウジ | ヤシ科ビンロウの種子。 |
| 巴豆 | 植物 | ハズ | トウダイグサ科の種子。便秘、浮腫、腹水などに効果あり。 |

| | | | |
|---|---|---|---|
| 厚朴 | 植物 | コウボク | 現在はモクレン科ホオノキの樹皮（健胃、消化、整腸剤）だが、正倉院に伝わる厚朴は別物か。 |
| 呵梨勒 | 植物 | カリロク | シクシン科ミロバランノキの果実。鎮咳・止瀉作用あり。 |
| 胡同律 | 植物 | コドウリツ | 樹脂の乾燥物。 |
| 猬皮 | 動物 | イヒ | ハリネズミの皮。痔疾、整腸、止血に用いた。 |
| 新羅羊脂 | 動物 | シラギヨウシ | 新羅産の羊の脂か。滋養・強壮作用。 |
| 雲母粉 | 鉱物 | ウンモフン | ケイ酸塩鉱物。成分構造は滋賀県産の白雲母とほほ一致。解熱剤（内服）、止血、おでき（外用）。 |
| 戎塩 | 鉱物 | ジュエン | 淡褐色の粉末状物質で、塩化ナトリウムを主体とし、石膏、硫酸ナトリウム、塩化カリウム、マグネシウムなどを含む。石塩と同様の効能。 |
| 石水氷 | 鉱物 | セキスイヒョウ | 亡失。寒小石、滑石などの配合薬か。 |
| 狼毒 | 植物 | ロウドク | 亡失。サトイモ科クワズイモまたはトウダイグサ科マルミノウルシ、ジンチョウゲ科瑞香狼毒か。 |
| 冶葛 | 植物 | ヤカツ | ゲルセミウム・エレガンスと呼ばれるつる性植物。猛毒で知られる。 |
| 防葵 | 植物 | ボウキ | 亡失。ツヅラフジ科シマサスノハカズラか。 |
| 蜜陀僧 | 鉱物 | ミツダソウ | 一酸化鉛（鉱物性生薬）。外用（皮膚）剤として湿疹、腫れ物などに用いた。 |

| | | | |
|---|---|---|---|
| 金石陵 | 鉱物 | キンセキリョウ | 朴消、石膏、凝水石（寒水石）、芒消などの配合薬か。解毒剤として用いたものか。 |
| 内薬 | 不詳 | ナイヤク | 亡失しており、詳細不明。 |

※『種々薬帳』では、「犀角」がふたつ記載されているほか、「犀角器」（犀角で作った盃）が収録されており、これらを合わせると60種となる。
※表の作成にあたり、内藤記念くすり博物館のサイト（執筆担当：野尻 佳与子学芸員）を参考とさせていただいた。

**動物由来のもの**

五色龍骨《ごしきりゅうこつ》＝鹿の化石骨。五色とあるのは色が雑色を帯びているためか。
龍角＝インド産鹿の角の化石
龍骨＝本来はゾウやサイなどの古代哺乳類の化石骨だが、正倉院のものは鹿の化石骨。
白龍骨＝化石化した鹿の四肢骨と角の断片
五色龍歯＝ナウマンゾウの臼歯（奥歯）
※このように、古代哺乳類の化石には「龍」の一字が付けられ、主に鎮痛・鎮痙・鎮静の目的で使用された。

元青《げんせい》＝ツチハンミョウ科の昆虫と考えられている。皮膚の化膿症、むくみ、黄疸などに用いたという。

猬皮《いひ》＝ハリネズミの皮。痔疾の治療や止血に用いられた。

## 鉱物由来のもの

理石《りせき》（繊維状石膏）、寒水石《かんすいせき》（炭酸カルシウムを「主成分とする方解石」）、鍾乳床《しょうにゅうしょう》（鍾乳石＝方解石の集合体）、芒消《ぼうしょう》（含水硫酸ナトリウム）、雲母粉《うんもふん》などが収録されている。

理石と寒水石は解熱・消炎を目的として用いられ、鍾乳床は滋養強壮、芒消は下剤として、雲母粉は解熱に用いられた。

また、紫雪《しせつ》は黄金および朱砂《しゅしゃ》（硫化水銀）、寒水石、磁石、石膏など鉱物八種に加え、沈香《じんこう》、甘草など薬草六種、羚羊角《れいようかく》、麝香《じゃこう》など動物薬三種、計十七種の薬物を配合した高貴薬で、口に含むと淡雪のように融けるといわれた。

**植物由来のもの**

甘草、桂心（桂皮）、人参（滋養強壮）、大黄《だいおう》（下剤）など現代でもポピュラーな漢方生薬のほか、胡椒《こしょう》や蔗糖《しょとう》（サトウキビ）なども薬物として記載されている。

**毒物**

狼毒《ろうどく》＝現存せず詳細は不明だが、原植物としては、クワズイモ（サトイモ科）、マルミノウルシ（トウダイグサ科）、瑞香狼毒《ずいこう》（ジンチョウゲ科）の根茎および根が考えられるという。鎮痛・皮膚病などに効果があるというが毒性も非常に強く、かつては殺鼠剤《さっそ》、蛆《うじ》の駆除に用いられた。

冶葛《やかつ》＝学名をゲルセミウム・エレガンスという、つる性植物。猛毒を持ち、その毒性は植物の中で世界最強といわれる。喘息や解熱・鎮痛に効果があるとされ、正倉院薬物の中でもかなり使用された形跡があるという。まさに毒と薬は紙一

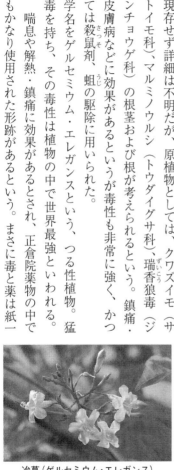

冶葛（ゲルセミウム・エレガンス）
（写真：山科植物資料館）

重、使い方によっては多大な効果が期待されたのだろうか。

## 5. 律令制と医療

### 中国の法制度を採用

律令は古代中国において発達した法制度であり、「律」は刑法、「令」はそれ以外の、行政や訴訟などに関する法が定められていた。

日本の律令制は中国の制度を参考にしながら、七世紀後半の飛鳥時代後期から、十世紀の平安時代中期頃まで実施された。

大宝律令（七〇一）は文武天皇の時代に制定されたもので、「律」六巻は唐の制度を取り入れているが、「令」十一巻は唐を参考にしつつ日本独自の方式を採用している。

なお、大宝令では中央の官僚機構を二官八省に定めており、医療に関する部門は宮内省《くないしょう》の典薬寮《てんやくりょう》と中務省《なかつかさしょう》の内薬司《ないやくし》であった。

宮内省は宮中の庶務を担当する部署で、典薬寮は医師、針師、按摩《あんま》師、呪禁《じゅごん》師、薬園《やくえん》師で構成され、宮中役人への医療や医療従事者の養成、薬園の管理などを行った。

医師や針師、按摩師は直接医療行為にたずさわる者たちだったが、呪禁師は呪術によって病気や災厄の原因となる邪気を祓い、あるいはその侵入を防ぐ役割を担っていた。

そもそも呪禁道は道教の影響を受けて成立したもので、律令制の下では病気治療・安産のために欠かせないものとされたが、やがて彼らの能力を呪詛《じゅそ》などに悪用する厭魅蠱毒《えんみこどく》(注)事件が続発するようになり、危険視されたことで次第に衰退、陰陽道の台頭もあって九世紀には典薬寮から消滅したという。

一方、中務省に設けられた内薬司は皇室の病気治療と薬の処方を担当する部署で、侍医と女医のほか、薬を処方する薬生がいた。発足当初は宮内省の典薬寮と対になる部門であったが、後に典薬寮に移管された。

(注) 厭魅蠱毒

蠱毒はヘビ、カエル、ムカデ、クモなど有毒または人が嫌う生物を同じ容器に入れて共食いさせ、生き残ったものを呪いの道具として使うもので、厭魅は藁人形《わらにんぎょう》など呪殺の目的で用いる人形《ひとがた》または呪術そのものを意味する。

## 呪力で病を治し、未来を占った国家公務員

さらに、中務省には陰陽寮《おんようりょう》という部門があった。これは占いや天文、時、暦の編纂などを司るもので、陰陽博士（おんようはかせ／おんみょうはかせ）、天文博士、漏刻《ろうこく》博士、歴博士が職務を担当し技術者を教育した。

有名な安倍晴明は十世紀中頃に活躍した陰陽師《おんみょうじ》で、花山天皇や一条天皇、藤原道長らの信頼を得て名声を極め、天文道、暦道にも深く通じていた。彼は式神《しきがみ》（職神）と呼ばれる鬼神を操り呪術に長け、天文学や暦学を駆使して吉凶を占ったといい、その能力のすさまじさを物語る伝説も多い。

このように、律令制に組み込まれた官僚組織の中にあって、呪術を行う呪禁師が医師と共に医療を担当し、吉凶を占う陰陽師が存在したという事実は特筆すべきであろう。

科学や医療が未発達の時代には、さまざまな災厄や病気は悪神すなわち疫病神や邪気によるものとされた。超自然の脅威から国家や人々を守る力を持った技術者、すなわち呪禁師や陰陽師が純然たる国家

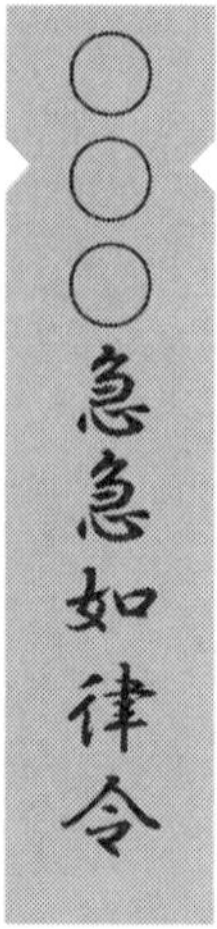

陰陽道の呪文を記した木簡（著者作成イメージ）「急急如律令」とあるのは「律令の如く速やかにせよ」という意味。

公務員として機能していたのである。

## コラム② 世界中にある〝おまじない〟の効果とは？

子供がケガをして痛がっているとき、母親などが唱える万国共通のおまじないをご紹介する。
「ちちんぷいぷい　痛いの痛いの　飛んで行け」（日本）
「Pain, pain, go away, come again another day.」（米国）
「治れ治れカエルのおしり。もし今日治らないなら明日治れ」（アルゼンチン）
「お母さんの手はお薬だ」（韓国）
「ちちんぷいぷい……」は日本で育った人なら一度は聞いたことがあるだろう。一説には「知仁《ちじん》武勇《ぶゆう》　御代《ごよ》の御宝《おたから》」が語源だといい、徳川家三代将軍家光が幼少の頃、泣き止まぬ時に春日局がこう言ってあやしたという逸話もあるそうだ。

## 6. 南都仏教と医薬

### 学問としての仏教―南都六宗―

奈良の地において仏教が製薬・施薬に関わっていたことをご紹介する前に、奈良時代以降、平城京を中心に隆盛となった六つの仏教宗派「南都六宗」について述べておきたい。

三論宗《さんろんしゅう》＝インドの龍樹《りゅうじゅ》の『中論』『十二門論』とその弟子聖提婆《しょうだいば》の『百論』に基づく学派。般若経の「空」の思想を論ずる。東大寺東南院（現存せず）および醍醐寺に伝えられた。

成実宗《じょうじつ》＝三論宗に付属し、インドの訶梨跋摩《かりばつま》の『成実論』を研究する宗派。

法相宗《ほっそう》＝唐代に玄奘がもたらした唯識系の経論、特に『成唯識論《じょうゆいしきろん》』に基づいて、玄奘の高弟・慈恩大師により創立された宗派。薬師寺、興福寺に伝わる。

倶舎宗《くしゃ》＝インド僧世親が記した『阿毘達磨倶舎論《あびだつま》』の漢訳書（真諦《しんだい》・玄奘三蔵訳）を研究する学派。現在も文教教理の基礎学として重要視される。

華厳宗《けごん》＝中国の初唐代に成立した学派。大乗仏教の重要教典のひとつである『華厳経』を最高・究極の経典とする。華厳経学を学んだ東大寺の良弁《ろうべん》は毘盧遮那仏《びるしゃなぶつ》像（東大寺大仏）

建立に尽力した。

律《りつ》　宗＝道宣《どうせん》（中国）の説に基づき、『四分律《しぶんりつ》』を重視する学派。日本へは鑑真が来朝して伝え、東大寺、下野薬師寺、観世音寺に戒壇が設けられ、根本道場として唐招提寺が建てられた。

（参考：『岩波仏教辞典』第二版、岩波書店）

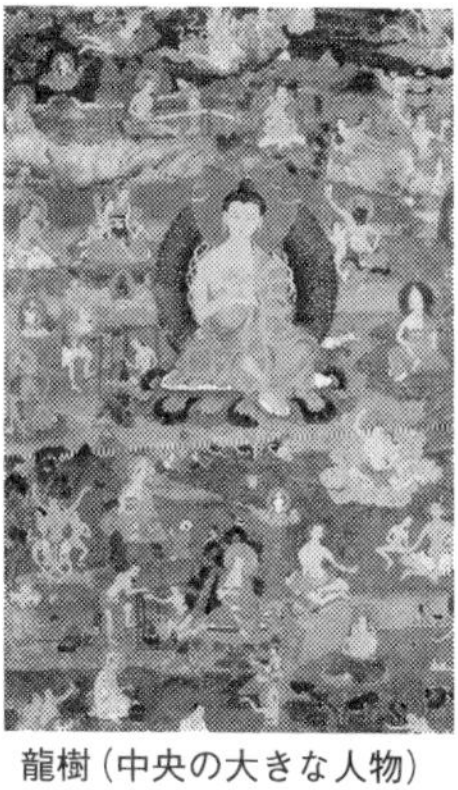
龍樹（中央の大きな人物）

古代インドで釈尊によって成立した仏教（原始仏教）は、バラモン教など当時の既成宗教と対立、擦り合わせを行いながら発展を遂げた。

その過程において、バラモン教の神々やバラモン教と深い関係があるアーユルヴェーダ（古代インドの伝統医学）」をも取り入れたことであろう。

たとえば、仏教における尊格のひとつ孔雀明王は、元はヒンドゥー教あるいはその源流であるバラモン教における女神マハーマーユーリー（孔雀明妃）であるという。

孔雀は僧侶の修行を妨げる毒蛇や毒虫を捕食することから、修行僧を守る存在として神格化されたのである。

日本で古くから篤く信仰される薬師如来はしばしば左手に薬壺を持つ姿で造立《ぞうりゅう》されるが、衆生の病苦を救い、寿命を延ばすなど十二の大願を発して仏となったとされる。

薬師如来の真言は「オンコロコロセンダリマトウギソワカ」だが、サンスクリット語では「オーム・フルフル・チャンダリー・マータンギ・スヴァーハー」となる。チャンダリー（チャンダーラ）は狩猟・漁業・屠殺・獄卒をする下層民であり、マータンギー（マータンガー）は林住種族で樹木の再生や雨乞いの呪術に通じていたという。

このように、仏教と医薬は古くから関係が深い。「祈り」と「治療」の違いだけで、どちらも人々を救済することを目的としているのである。

さて、先述したように、光明皇后は皇后宮職を設けて薬草を栽培し庶民に分け与える施薬院、貧民や孤児を救済する悲田院を設置した。これが天平二年（七三〇）のことであるが、それにさかのぼること七年、養老七年（七二三）に、当時皇太子妃だった光明子（光明皇后）が興福寺に悲田院と施薬院を設置したという記録がある（『扶桑略記』）。

このときの両院は、光明子やその母親の県犬養三千代《あがたいぬかいのみちよ》らによる私的な施設であった可能性が高いが、興福寺に設置したという事実は、南都仏教が製薬・施薬を行いながら、いわゆる社会福祉施設としての機能も持ち合わせていたことを物語っている。

## 医薬にかかわった僧侶たち

南都仏教が老病者や生活困窮者を救済する上で、実際に活躍した僧侶たちの足跡をたどってみよう。

行基（六六八～七四九　法相宗）豪族から庶民に至るまで、階層を問わず広く布教。寺院だけでなく、ため池や堀、橋などを築き、病人や貧しい人々のための施設をつくった。聖武天皇の命により、東大寺大仏造立に関わった。

鑑真（六八八～七六三　唐招提寺・律宗）中国・唐の僧侶。日本から乞われて来日し、戒律を伝授した。唐招提寺を創建。薬草の知識も豊富で、来日時に種々の薬物を持参し、薬草の知識を日本に伝えた。

叡尊《えいそん》（一二〇一～一二九〇　西大寺・真言律宗）高野山で真言宗を学び、後に戒律を重視した律宗の復興に尽力、当時荒廃していた奈良の西大寺を復興した。

女性や貧者、ハンセン病患者の救済などに尽力し、庶民から貴族に至るまで広く支持を得た。

四条天皇の命により疫病退散の祈祷を行った際、満願の夜に神仏の感応《かんのう》があり、妙薬「豊心丹《ほうしんたん》」の製法を授かったという。

忍性《にんしょう》（一二一七～一三〇三　西大寺～鎌倉極楽寺・真言律宗）はじめ叡尊に師事し西大寺で修行、あらゆる階層の人々を救済するために奔走した。

やがて鎌倉の北条家に招かれ鎌倉仏教の興隆に貢献し極楽寺を開いた。生涯で多くの寺院や貧民・病人のための施設を造ったという。

## 多門院英俊《たもんいんえいしゅん》と『多門院日記』

南都仏教寺院の中でも、興福寺は実に多くの薬をつくり、人々に施したことで知られる。

興福寺子院のひとつ興善院は、法相教学の大家・蔵俊《ぞうしゅん》僧正が平安時代後期に創建したが、ここでは毘濕婆《びしば》と呼ばれる秘伝薬をつくっていたという。

興福寺の辻明俊執事長にうかがった話によると、昭和十年頃、興善院でかつて製造していた秘伝薬・毘濕婆を復興させて頒布《はんぷ》することになったという。

毘濕婆なる薬がどういうものかは資料がなく不明であるが、法相宗の最重要経典のひとつ『解深密教』に見える薬名で、そこには「どんな薬にも入れられる万能薬」と記されている。察するに、漢方でよく使われる生薬あるいはハーブの類であろうか。毘濕婆というからには、おそらく本来は古代インド語であろう。サンスクリット語などに詳しい方のご教授を仰ぎたいものである。

また、宝蔵院流槍術で知られる宝蔵院にも所伝の妙薬があった。後述する『多聞院日記』の永禄十二年三月七日条に「宝蔵院虫食歯の妙薬」とある。

多聞院日記によれば、このほか（興福寺子院の）慈尊院でも製薬を行っていたし、先の興善院も毘濕婆のほかに目薬を作っていたという記録がある。

さて、全盛期には百ヵ所以上あったといわれる興福寺子院の中でも、群を抜いて多くの薬を調合していたのがこれから述べる多聞院であった。

この多聞院において、文明四年（一四七八）から元和四年（一六一八）にかけて実に百四十年もの間、三人の僧侶によって書き継がれたのが有名な『多聞院日記』である。

執筆者の中でも、法相教学の碩学《せきがく》として尊崇を集めた多聞院英俊は天文三年（一五三四）から文禄五年（一五九六）まで、六十年以上も執筆している。

日記の内容は多岐にわたるが、当時の事件や畿内における諸大名、公家の動向、風聞などを記しており、室町〜戦国期の歴史を知る上での第一級史料となっている。主著者の英俊（長実房）は漢方・和方に通じており、興福寺内外から薬を所望されるたびに、病状に合わせて薬物を調合して与えている。

表2は英俊の記述に見られる病名・症例とそれに応じて調合した薬名をあげたものだが、実に多くの薬を調合していたことがわかる。

彼はたいへんな勉強家であり、知人の医師や僧医から教わった薬方や治療法などをその都度記録している。興味深いのは、日記中にしばしば呪《まじな》いが登場することである。「ツユ落テ　松ノハカロク　ナリヌレハ　雲ノヲコリヲ　ハラウ秋風」この呪い歌が般若寺にある三角石塔に書き付けてあると記している。

また、あるときは「女の逆子を産むを打ち返す法」として「唐胡麻《とうごま》を粉にして、女の頭頂を銭ほど剃って付けておくと、生まれる子が体内に引き戻される。その時同じ薬を女の足の裏に付けると、安々と通常のように生まれる。」と記している。こういったことを、おそらくは大真面目に記しているのである。

表2　多聞院日記に登場する薬（著者作成）

| 薬名 | 読み | 対応する病気 | その他 |
|---|---|---|---|
| 香蘇散 | こうそさん | 風邪の初期症状、神経性胃炎、慢性胃炎 | |
| 平胃散 | へいいさん | 食べ過ぎによる胃もたれ、膨満感、下痢 | |
| 春辰丸 | しゅんしんがん | 痔の薬 | |
| 牛黄円 | ごおうえん | 強心、滋養強壮、虫気（むしけ） | 牛王円とも |
| 尽心丹 | じんしんたん | 宿虫気 | |
| 蘇合円 | そごうえん | 去痰、駆虫 | |
| 潤躰円 | じゅんたいえん | 中風薬、養生薬、老病治療薬 | |
| 牛黄丹 | ごおうたん | 牛黄円にほぼ同じ | |
| 春虎丸 | しゅんこがん | 効能不明 | |
| 阿迦陀薬 | あかたやく | 腹煩（はらわずらい） | |
| 香薷散 | こうじゅさん | 暑気あたり、霍乱 | 香儒散とも |
| 開心丸 | かいしんがん | 効能不明 | |
| 白朮散 | びゃくじゅつさん | 食欲不振、慢性下痢 | |
| 嘉禾散 | かかさん | 脾胃（ひい）の煩、膈（かく）の煩 | |
| 豊心丹 | ほうしんたん | 西大寺の気付薬 | |
| 三黄円 | さんおうえん | 便秘薬 | |
| 七生丸 | しちしょうがん | 痢結＝便秘の薬 | |
| 益気湯 | えっきとう | ※補中益気湯＝食欲不振、虚弱体質、疲労倦怠 | |
| 独活寄生湯 | どっかつきせいとう | 腰痛、関節痛、下肢のしびれ | |
| 活血湯 | かっけつとう | 関節痛、神経痛、腰痛、筋肉痛 | |
| 脊娥円 | せきがえん | 腰痛 | |
| 和中丸 | わちゅうがん | 和中散（暑気あたり、めまい、風邪の薬）に同じか | |
| 杜仲丸 | とちゅうがん | 腰痛、神経痛、関節痛、筋肉痛 | |
| 益損湯 | えきそんとう | 腰痛 | |
| 宗順薬 | そうじゅんやく | 虫気の薬 | |
| 安芸法印ノ薬 | あきほういんのくすり | 風気煩 | |
| 松井二位薬 | まついにいやく | 風気煩 | |
| 宝蔵院ノ妙薬 | ほうぞういんのみょうやく | 虫食歯の薬 | |
| 八郎薬 | はちろうやく | 宿煩の薬 | |
| 西坊薬 | にしのぼうやく | 腹痛 | |
| 金蔵院薬 | こんぞういんやく | 風気煩 | |
| 宗喜薬 | そうきやく | 腹煩 | |
| 有梅薬 | ゆうばいやく | 風気煩・腹煩・目薬（三種類） | 梅軒薬とも |
| 春良薬 | しゅんりょうやく | カタ子（ね） | |
| 連宗薬 | れんそうやく | 虫大事 | |
| 北法印薬 | きたのほういんやく | 腹煩 | 北法印＝北庵法印 |
| 銭瘡薬 | せんそうやく | タムシの薬 | |

その他、薬名はないが、「○○（病名、症状）ノ薬」として養生薬、瘧薬（おこりぐすり）、目薬、腹薬、目洗薬、宿煩ノ薬、風気ノ薬、カサ薬、歯痛の薬、咳気煩ノ薬、クサノ薬、耳ノ薬、ヨコ子ノ妙薬、カンノ虫ノ薬など

私などが思わず苦笑いしてしまうのは、「少酒多薬ハ是明言ナリ、大酒多毒豈《あに》非《あらず》眼前ニ平《や》」という箇所である。つまり、適量の酒は良薬であるのは当然だが、飲み過ぎが毒であることもまた確かなことだというわけである。

そういえば、『徒然草』の著者で知られる吉田兼好も同じ事を言っている（コラム①参照）。偉大な先人たちが残した教訓を忘れてはいけない、常々そう思っているのだが、お酒が入るとついつい忘れがちになってしまう。

さて、日記中に登場する人名について少し触れてみたい。「宗順」および「宗喜」は僧医であろう。また、「北庵法印」「安芸法印」は、法印という僧位を授けられた医師である。

鎌倉時代以降、律令制のもとに構築された官医制度が地方で衰退し、中央における官医の医療技術の衰退も相まって、官医から外れて巷で開業する医師のほかに、僧医と呼ばれる医療を専門に行う僧侶たちの活躍がみられるようになっていた。

ちなみに、北庵法印は、後に石田三成の重臣となった知将・島左近の岳父である。

ところで日記には「横根《よこね》」という病名が度々登場する。これはいわゆる梅毒の症状のひとつであるが、それに僧侶たちが罹っているのである。

色欲（性欲）は仏の道を歩む僧侶たちにとって克服しなければならない障壁であったが、まさに正と邪、聖なるものと俗なるものは表裏一体というべきか。本題と離れるのでこれ以上の言及は避けるが、仏弟子たる僧侶たちは鬱勃《うつぼつ》として生ずる色欲の処理に、さぞかし悩まされたことだろう。

それを修行のエネルギーに転換して高みに辿り着いた僧もいれば、禁断の世界に足を踏み入れたり、あるいは逆に、すべての欲望を肯定することで自由闊達な境地に達した場合もあるのだろうか。

## 7. 修験道と薬

「奈良の薬」「祈りと治療」を語る上でもうひとつ、忘れてはならないのが修験道の存在である。役行者《えんのぎょうじゃ》を開祖とする修験道は、日本古来の山岳信仰と密教系の仏教、そして道教の神仙思想・呪術などが融合したものである。修験者は山中での厳しい修行を通して験力《げんりき》と呼ばれる超常能力を身につけ、自らの悟りと衆生の救済を目指す。また、俗界から隔絶された深山を神霊が宿る聖地とみなし、大自然と一体になるうちに諸々の執着の曇りを払い、鳥獣草木の声を聞くという。

修験道の開祖とされる役行者《えんのぎょうじゃ》（役小角《えんのおづぬ》、神変大菩薩《じんべんだいぼさつ》）は飛鳥時代の人で、葛城流賀茂氏《かもうじ》に連なる役氏《えんうじ》、役君《えんのきみ》と呼ばれた一族の出といわれ、生誕の地、大和国葛上郡茅原郷《ちはら》（現在の御所市茅原）には、役行者開基とされる吉祥草寺《きっしょうそうじ》がある。

ところで、厳しい修行に明け暮れる修験者たちは、しばしば険しい山中でケガや病気に悩まされたことだろう。必然的に、彼らは薬草や治療法に関する知識を身につけていったものと思われる。

役行者が創製したといわれる「陀羅尼助《ダラニスケ》」がその好例である。

この薬はミカン科キハダの内皮を乾燥したオウバクを主原料とし、下痢止め・整腸の効能がある。また、オウバクの薬効成分ベルベリンには、消炎や抗菌・殺菌作用もあり、膏薬（貼り薬）や目洗い薬としても使えるため、古くから大峯山や葛城山、金剛山などで修行する行者たちが常備していた。まさに、山中での修行に欠かせぬ薬といえよう。

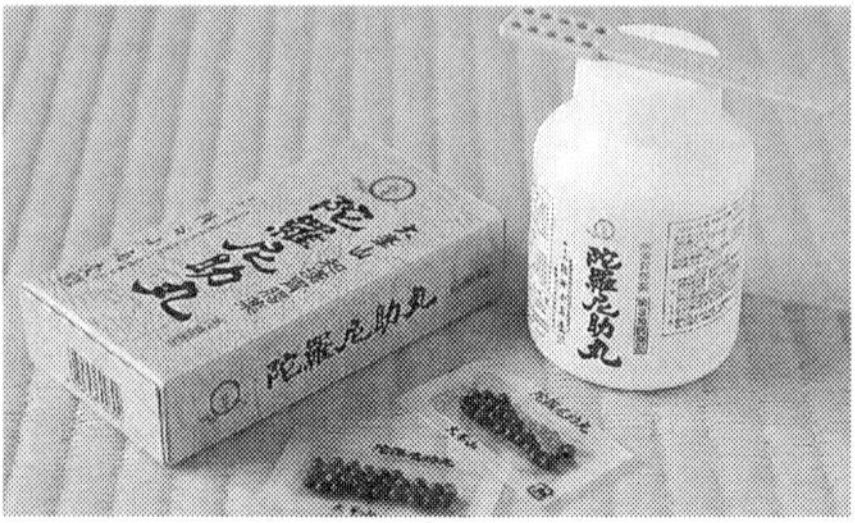

銭谷小角堂の陀羅尼助丸

修験道の聖地とされる山は、三大修験道場といわれる大峯山（奈良県）、英彦山《ひこさん》（福岡県）、出羽三山（羽黒山・月山・湯殿山＝山形県）をはじめとして日本各地に分布している。

興味深いのは、先の「陀羅尼助」と同じオウバク製剤が他の修験道の聖地でも見られることである。木曾御嶽山の百草《ひゃくそう》、伯耆大山の煉熊《ねりぐま》、石鎚山の陀羅尼丸などがそれで、どれもみなオウバクを主原料としている。おそらくは、長い歴史の中で、各地の修験道が互いに影響し合い、あるいは修験者たちが各地を巡り歩くうちに広まっていったものだろう。

また、越後国高田に伝えられた本山派修験道の指南書『伝法十二巻』には、火傷《やけど》や虫歯の治療法、懐妊および避妊法などが記されている（『上州、上越地方の山岳信仰と修験者の医学的知識』北関東医学70（3））。

たとえば火傷の場合、「湯火焼之術」として、「猿沢之池之邊リニ大蛇アリテアチカマ入道追テハ海ニ入ケリ三唱シテ篠之葉ニ塩水ヲ付テ痛所ニカケ術する也」（呪文を三回唱えて篠の葉に塩水を付けて痛

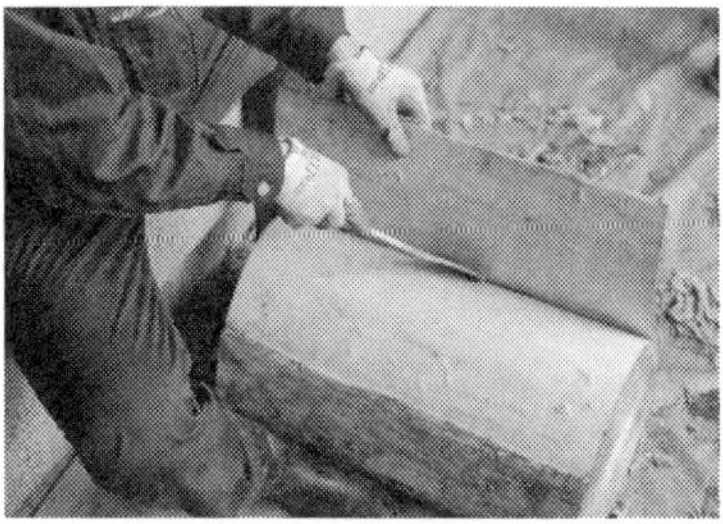
キハダ内皮採取

む所にかける）とある。笹の葉の抗菌作用を用いつつ、呪文も併用する点がいかにも修験道という趣を感じさせてくれる。

さらに、後述する富山売薬の発生にも修験道が関わっていると思われる。すなわち、立山修験の系譜を受け継いだ御師《おし》たちによる立山信仰の布教活動において、諸国を巡る際にヨモギなど薬草を持ち歩き、それを護符などとともに旦那場に預けて販売を委託したという。

## 8．興福寺、春日大社と大和武士

次の第3章では、大和売薬の発生と発展に寄与した米田家をとり上げているが、同家は中世大和国で活躍した国民・越智氏の流れをくむ家であり、興福寺や春日大社とも深いかかわりがある。本項ではそのあたりの事情について少し述べてみよう。

大和国では、平安中期から室町時代にかけて、藤原氏の神を祀る春日大社と同氏の氏寺である興福寺が絶大な権力を握っていた。

奈良～平安時代にかけて神仏習合が進むにつれて春日社と興福寺は一体化し、保延元年

（一一三五）、興福寺が春日大社内に若宮を創設すると、実質上、興福寺が春日大社を支配するようになった。

両者は神仏に仕える立場上、本来武力とは無縁のはずであったが、権力遂行の手段としてそれぞれ国民《こくみん》・衆徒《しゅと》と呼ばれた武装集団を使役していた。

国民は春日大社の下級神職であったが、身なりは俗体《ぞくたい》の武士であった。

一方、衆徒は法体《ほったい》の武士であり、身分は下級僧侶である。彼らは大和武士と呼ばれ、春日大社と興福寺の軍事警察部門として機能した。

高市郡越智郷（現在の高取町越智）を本拠とした越智氏は国民の代表的存在で、衆徒の代表は添下郡《そえじも》筒井（現在の大和郡山市南部）を本拠とした筒井氏であった。

興福寺と春日大社の関係上、国民は興福寺にも従属する形となり、身分上は衆徒の下位とみなされた。

全盛期の興福寺は寺域内に百以上の子院を有していたが、中でも大乗院と一乗院は両門跡と呼ばれ、代々の門主には皇族や公家が選ばれた。

大乗院は藤原北家の嫡流のひとつである九条家や二条家、一条家の子弟が門主となり、一乗院は主に近衛家、鷹司家の子弟が門主を務めた。

興福寺のトップである別当職は大乗院門主と一乗院門主が交互に務める習わしだったが、鎌倉時代以降、両門跡の間で興福寺が所有する膨大な荘園など利権をめぐる対立が激化し、配下の衆徒や国民に命じて武力闘争を繰り広げるようになった。両者の争いは長年にわたって続き、興福寺の境内はたびたび戦場となって伽藍、坊舎などが焼失することもあったという。

両門跡は互いに衆徒・国民を味方に引き入れようとして彼らに恩賞を与えたので、多くの荘園の経営権が衆徒・国民のものとなった。その結果、興福寺の力が弱体化し、大和武士の発言力が増大していったのである。

**越智氏**

大和武士たちは有力な衆徒、国民を中心として以下の六つの武士団に成長していった。

平田党　＝平田荘（現在の大和高田市、香芝市、葛城市、広陵町の一部を含む）を中心とする。
　布施氏、高田氏、岡氏、万歳氏らで構成

長川党《ながかわ》　＝長川荘（現在の広陵町の大部分）を基盤とした武士団で、箸尾氏が棟梁を務めた。

長谷川党＝大和国東側の初瀬川（長谷川）流域、長谷寺付近を中心とした武士団。十市氏、長谷川氏が中心。

戌亥脇《いぬいわき》党＝大和国の戌亥（北西）に位置する平群、添下郡を本拠とした武士団。はじめは小さな武士団であったが、室町期になり、幕府の庇護を受けた筒井氏が突出した存在となり、勢力を拡大した。

葛上《かつじょう》党（南党）＝葛上郡（現在の御所市）を本拠とした。楢原氏が棟梁格。

散在党＝右の五党に属さず大和国内に散在する武士たちを、高市郡越智郷（現在の高取町越智）を本拠とする越智氏がまとめた武士団。

これらの武力集団が興福寺・春日大社の権威を背景として大和国内に勢力を拡大し、興福寺内部の権力闘争、そして南北朝時代の南朝・北朝の争いにまきこまれながら離合集散を繰り返していったのである。

興福寺同様、大和武士たちもひとつにまとまらぬ状況が続いたが、細川氏や松永氏など大和国外からの侵略に際しては、彼らの多くが一致団結して対抗した。また、春日大社・若宮おん祭の際にも一時的に闘争を中止し、共同で流鏑馬を勤仕《ごんし》したという。

大和武士団の中で大きく成長したのが戊亥脇党の筒井氏と散在党の越智氏であった。両者は室町～戦国期にかけて常に敵対し、武力衝突を繰り返した。筒井氏は室町幕府の庇護を受けたのに対し、越智氏は時として幕府権力に歯向かい、たびたび没落の憂き目を見たが、その都度勢力を回復して存続した。

越智氏は越智郷と呼ばれた本拠地に平時の居館・越智城および詰めの城・貝吹山城を築き、その周辺には内衆《うちしゅう》と呼ばれた中心的構成員が城や砦を設けて展開していた。

越智党を最盛期に導いた越智家栄《いえひで》は、天下の大乱・応仁の乱（一四六七～一四七七）の際には西軍方の武将として畠山義就《よしひろ》とともに活躍し、宿敵筒井氏を圧倒して大和国内を制圧した。

東軍が朝廷と将軍・足利義政の権威を盾に戦ったのに対し、西軍は将軍の弟である足利義視《よしみ》を擁立したものの、後花園法皇から

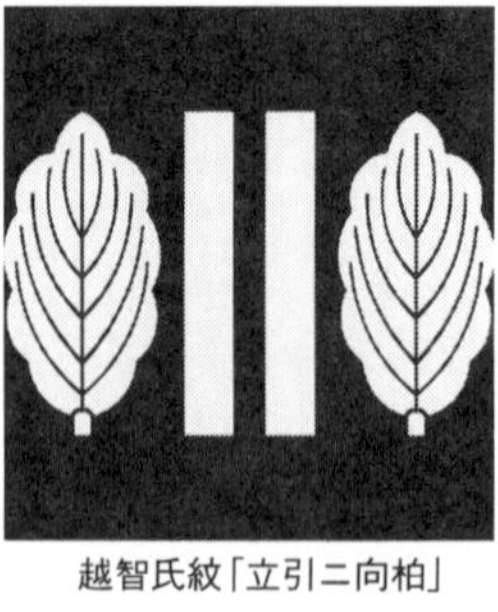

越智氏紋「立引ニ向柏」

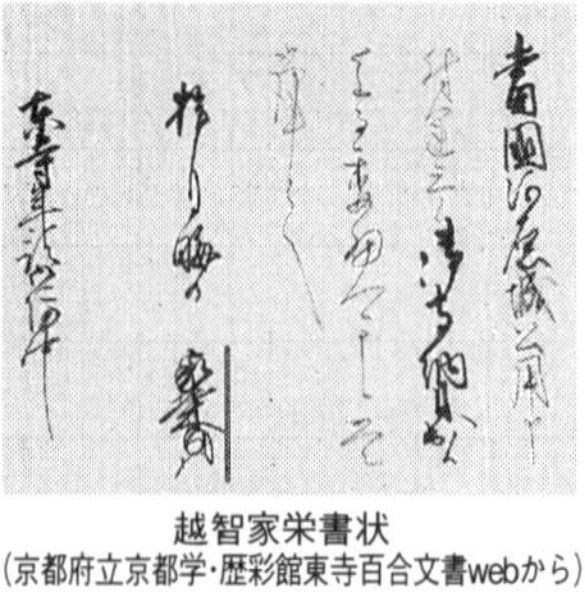

越智家栄書状
（京都府立京都学・歴彩館東寺百合文書webから）

義視治罰《じばつ》の院宣《いんぜん》が下されたことで朝敵の扱いを受けることとなった。

窮地に立った西軍であったが、越智家栄の発案により、南朝の後胤《こういん》を担ぎ出し天皇に推戴《すいたい》することで大義名分を取り戻すことができた。この功績により、家栄は西軍（西幕府）から和泉国守護を任命された。これは後に応仁の乱が終結したためうやむやになってしまったが、守護大名になれるのは足利一門の血統を継ぐ者か、鎌倉時代以来の名門のみであった時代において、家柄ではなく功績によって守護大名に任命されるのは、まさに画期的な出来事であった。

## 越智党の重鎮・米田氏

米田氏は、玉手氏、小山氏、堤氏、坊城氏、五条野氏らと同じく内衆の一員であり、越智郷の南、高市郡市尾の曽羽城を本拠とした。現在、近鉄吉野線市尾駅の西側にある曽羽山には、今も土塁や堀などの遺構が確認できる。

米田氏の出自に関しては、越智氏の惣領筋から分かれたという史料（「大和國越智家系図」『越智氏の勤王』山田梅吉著所収）もあるが、『興福寺年代記』では、伊予国から大和国越智郷に移り住んだ越智氏が、米田氏と縁組をしたことになっている。

これら史料の真偽はともかく、米田氏は代々医薬の心得があったようで、その知識を生かした活躍がしばしば見られる。戦国時代末期に越智氏が滅んだ後、大和売薬の発生と発展に深くかかわることになったのも当然の結果といえるかもしれない。

以下、米田氏と医薬にまつわる逸話をご紹介しよう。

永禄八年（一五六五）、室町幕府第十三代将軍・足利義輝が京都において三好三人衆に殺害されるという事件が起きた（永禄の変）。

当時、義輝の二人の弟は僧籍にあり、覚慶《かくけい》は興福寺一乗院門跡、周暠《しゅうこう》は相国寺の塔頭・鹿苑院主となっていた

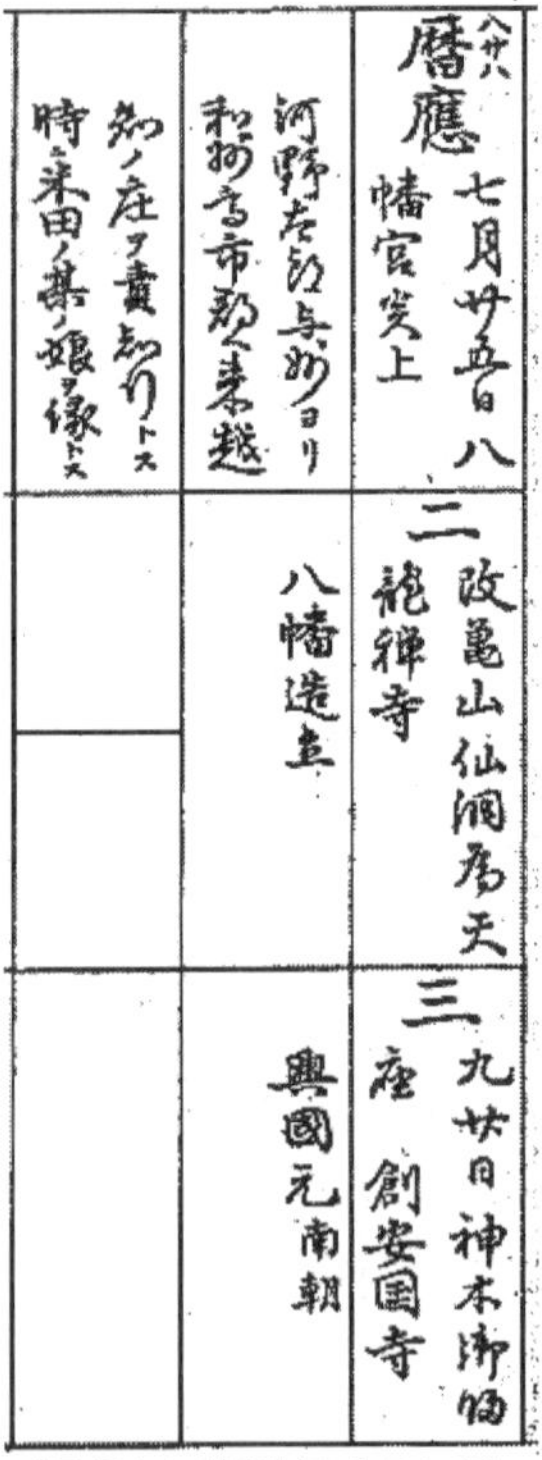


『興福寺年代記』（慶応元年条）

「河野太郎予州ヨリ和州高市郡へ来、越知ノ庄ヲ責知行トス時ニ米田某ノ娘ヲ縁トス」

（国立公文書館デジタルアーカイブより）

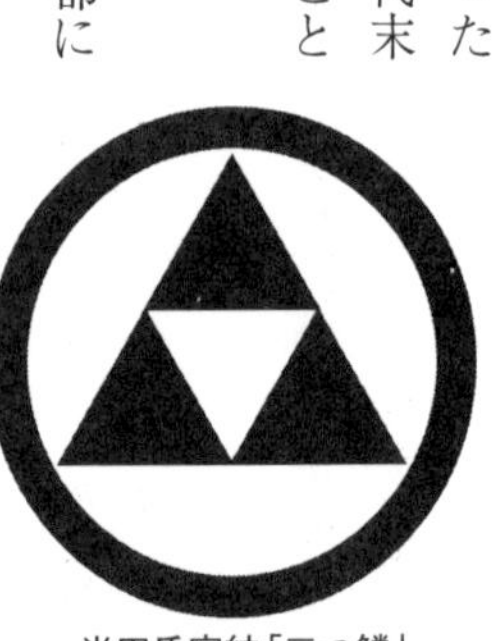

米田氏家紋「三つ鱗」

が、周暠はおびき出されて殺され、覚慶は殺害を免れたものの一乗院に幽閉されてしまった。

　このとき、豊富な医薬の知識を買われ、医師に扮して興福寺一乗院に出入りして覚慶に近づき、外部との連絡係となって脱出の手引きをしたといわれる人物が米田求政（一五二六〜九一）すなわち、越智党米田氏の一員である。

『永禄六年諸役人附』（群書類従）によれば、米田求政は、米田源三郎という名で幕臣として奈良御供衆に名を連ねている。

　さらに、米田求政が明智光秀と医薬に関するつながりがあったという史料もある。

　これは二〇一四年に九州熊本で発見された『針薬方《しんやくほう》』と呼ばれる古文書で、内容は明智十兵衛

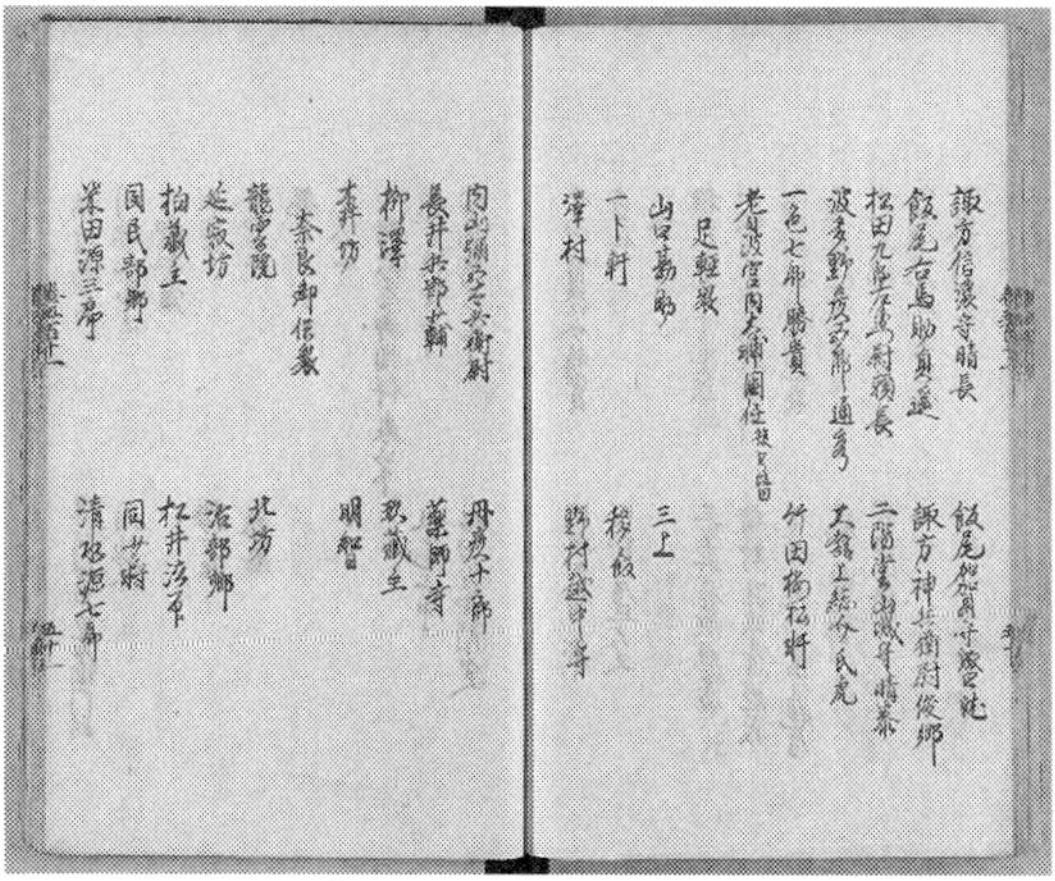

『永禄六年諸役人附』抜粋
（国立公文書館デジタルアーカイブより）

尉（光秀）が高嶋田中城に籠城した際、同僚の沼田勘解由左衛門尉に口伝した医薬に関する覚書を、永禄九年（一五六六）江州坂本において米田貞能《こめださだよし》が書写したものとなっている。

「貞能」は「求政」の前の名乗であり、通称は『永禄六年諸役人附』に見える「源三郎」であった。高嶋田中城は現在の滋賀県高島市にあった城で、近江佐々木氏の一族である高島氏から分かれた田中氏が築いたとされる。

史料が記された永禄九年前後、明智光秀は沼田勘解由左衛門尉とともに幕臣として足利義昭に仕えていたという。この頃、田中城は北近江の浅井氏に侵略されており、光秀がここに籠城していたとすれば、幕府側の応援として派遣された可能性があるようだ。

当時、米田貞能も幕臣であり、光秀と面識があった可能性は十分考えられるかと思う。

## 後醍醐天皇と三光丸

南北朝時代、興福寺は総じて北朝すなわち武家（室町幕府）方についていたが、傘下の衆徒・国民は北朝方と南朝方に分かれた。

高市郡を本拠とした越智氏は、吉野に近いこともあり大和国南部の武士たちと共に南朝方についた。幕府に近い筒井氏は当然北朝方についたので、ここでも両者は刃を交えることになった。

ところで、越智党の重鎮・米田氏は、天正年間に越智氏が滅んだ後も故地にとどまり、和漢胃腸薬三光丸をはじめとする家伝薬を守り伝えて今日に至っている。

同家の三光丸は、鎌倉時代の元応年間に創製されたといわれるが、その薬名を後醍醐天皇から賜ったという伝承がある。奈良の薬というテーマにも関りがあると思うのでそのあたりの事情についてもご紹介しよう。

図は江戸時代の版木とその印刷物である。

これによると、越知（越智）太郎家武が北辰尊天から薬方を授かり、その後越智家高の代に後醍醐天皇から「三光丸」の名を賜ったことになる。『越智氏の勤王』に掲載された越智家系図によれば、家武は越智氏第十一代の総領であり、米田家初代俊武の父にあたる人物である。

また、南北朝時代を舞台とした軍記物語『太平記』巻第八によれば、「船上の皇居に壇を立てられて、天子自ら金輪の法を行せ給ふ、その十七日に当りける夜、三光天子光を双て、壇上に現じ給ければ、御願成就しぬと、憑しくそ思召しける」とある。

元弘二年（一三三二）、後醍醐天皇は鎌倉幕府転覆を企てたとして捕らえられ隠岐に流されて

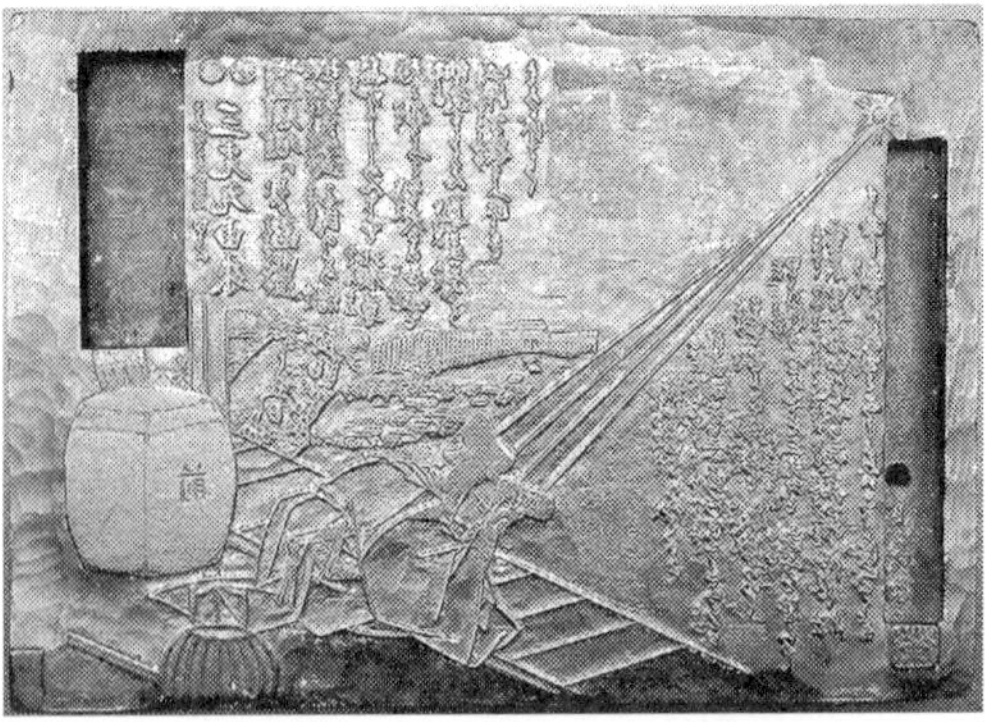

三光丸由来版木（三光丸クスリ資料館所蔵）

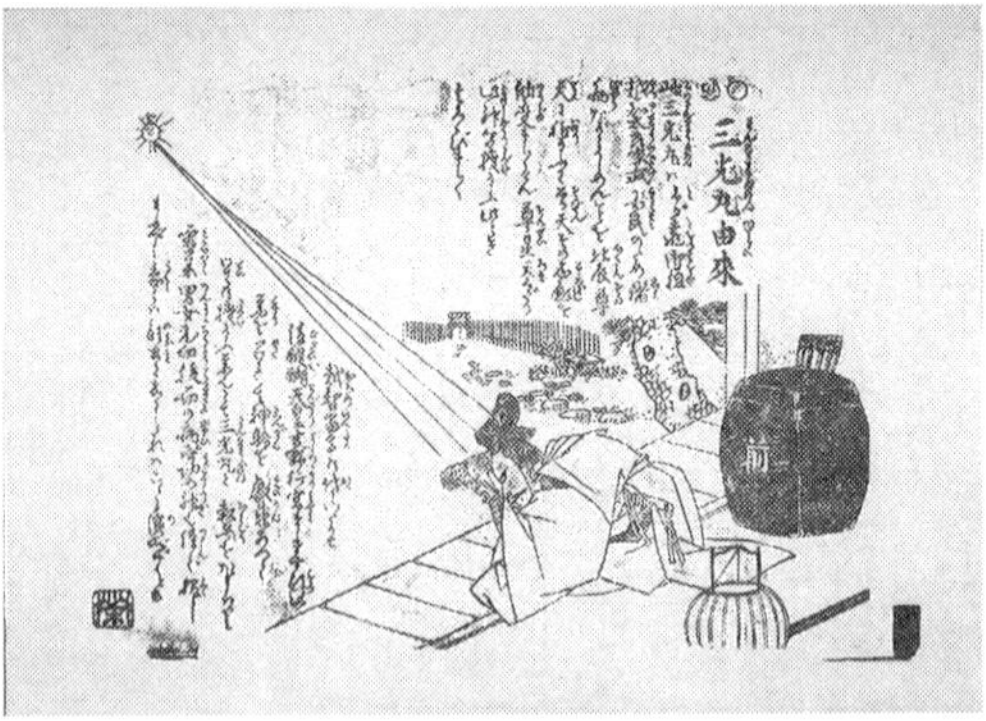


三光丸由来印刷物

三光丸の名前の由来を記した版木（上）とその刷り物。

江戸時代にチラシとして配布された。内容は三光丸の生みの親、越智家第11代家武（いえたけ）が北辰天尊より霊験を得て製法を授かったとし、南北朝時代に後醍醐天皇から「三光丸」の薬名を賜ったとしている。

いた（元弘の変）が、翌年脱出して伯耆国船上山《ほうきのくにせんじょうさん》に行宮《あんぐう》を設けて討幕の綸旨《りんじ》を発した。

当時、すでに楠木正成らが後醍醐天皇に味方して反幕府活動を展開していたが、以後足利高氏（尊氏）が寝返るなど討幕の機運が高まっていった。

『太平記』巻八に登場するシーンは、まさに船上山において討幕の祈祷を行った際の出来事であろう。後醍醐天皇は東寺長者、醍醐寺座主を務めた真言宗の高僧・文観《もんかん》から、密教の秘方を授かっていたといわれる。金輪《きんりん》の法（一字金輪法）は密教修法の中でも最上位のものとされ、東寺長者のみが行える修法であった。

その際出現した「三光天子」は日・月・星を指し、太陽と月と金星が並ぶ（あるいは近接する）現象を意味していると考えられる。おそらくは、月齢の浅い月と金星が隣接した状態で観測され、そこにのぼる太陽が現れたのだろう。

密教に通じていれば、稀有な天体現象が観測される日を修法の最終日（満願の日）に設定することは可能だったと思われる。

当時、後醍醐天皇の周辺では、日・月・金星（明星）の光を天皇の権威の象徴とする「三光思想」がささやかれていたという（『中世肖像の文化史』黒田智著、ぺりかん社）。奇しくも株式会社三光丸の登録商標は「日月星」であり、米田家には、この印を後醍醐天皇より賜ったという伝承がある。

## コラム③　医薬の神々

**神農**　古代中国における伝説の帝王。人身牛首、木の葉の衣や腰ミノを身につけた姿で描かれる。人々に農耕の技術を教え、医学を創始したと伝えられる。

前漢時代に成立した『淮南子《えなんじ》』には、神農があらゆる植物を自ら口に入れて調べ、人々に食用・薬用になるものと毒草の違いを教えたと記している。

日本でも古くから薬の神として信仰を集め、東京・お茶の水の湯島聖堂、大阪道修町の少彦名神社など各地で祀られている。

神農はまた的屋《てきや》、香具師《やし》の神としても知られるが、これはかつて江戸時代の頃、香具師の中に薬を売ったり、歯の治療をした者たちがいたことと関係があるという。

**役行者**　役小角《えんのおづぬ》、神変大菩薩《じんべんだいぼさつ》、役優婆塞《えんのうばそく》ともいう。大和国茅原里（現在の御所市茅原）で生まれたとされる修験道の開祖。前鬼、後鬼と呼ばれた二人の鬼を引き連れ、空を飛んで修行した古代のスーパーマン。ミカン科キハダの樹皮を原料とする陀羅尼助《だらにすけ》を創製したとされる。

**薬師如来**　バイシャジャグル、薬師瑠璃光如来、大医王仏とも呼ばれる。東方浄瑠璃世界の教主で、人々の病気を治して寿命を延ばし、災いを消し、衣食を満足させるなど、十二の大願をたてて仏になったという。御真言は「オンコロコロセンダリマトウギソワカ」

**アスクレピオス**　ギリシャ神話に登場する医術の天才。メデューサの血を使い、死者までよみがえらせることができたという。彼が持っていた「アスクレピオスの杖」は「医療」「救急医療」の象徴として、世界保健機関（ＷＨＯ）の旗・ロゴマークや救急車の車体に描かれるマークなどに用いられている。

**ヒュギエイア**　アスクレーピオスの娘。健康・衛生を司る女神。一匹の蛇を従え、薬または水を入れた杯を持った姿で描かれることが多い。「ヒュギエイアの杯」は、薬学のシンボルとして用いられる。

**ダンヴァンタリ**　古代インド医学「アーユルヴェーダ」の神。４本の手に、円盤、ほら貝、薬草、壺を持つ姿で描かれる。壺には不老不死の妙薬「アムリタ（amṛta＝甘露」が入っているという。

阿弥陀如来の真言「オンアミリタテイセイカラウン」の「アミリタ」も同じ。

# 第3章　「大和の置き薬」

## 配置薬の発生と発展

## 1.日本の四大売薬（富山・大和・日野・田代）

江戸時代に売薬業が発展した地域はいくつかあるが、中でも代表的なのは越州富山（現在の富山県）、和州大和（奈良県）、江州日野（滋賀県）、対州田代（佐賀県）である。

先行研究によって、これら四大売薬の成立と発展の背景に関しては地理的、経済的、政治的背景およびそれらの地域に住む人々の気質などを総合的に考慮しながら明らかにされてきた。（幸田浩文「日本四大売薬にみる行商圏の構築・発展・転換過程―江戸中期から明治まで―」『経営力創成研究』第十五号、東洋大学経営力創生センター、二〇一九、五～一九頁）

日野売薬は、琵琶湖周辺の近江地方において活躍した近江商人のうち、日野商人と呼ばれた人々によって広められたもので、もともと、彼らが行商の際に携行した「萬病感應丸」という妙薬が評判となり、それを売るようになったのが日野売薬のきっかけといわれる。

この薬は日野売薬の創始者といわれる正野家が創製したとされ、腹痛や息切れ、動悸の妙薬としてもてはやされた。

他国へ行き来することが難しかった江戸時代にあって、近江商人たちは比較的自由に他国へ行商の旅に出かけることができた。

近江では天領や寺社領、旗本領などが複雑に入り組んでいたため領主の支配力が弱く、領域内外の出入りが比較的容易だったからであり、このあたりの事情は後述するように大和売薬のケースも同様であった。

田代売薬は備前国田代を中心に売薬業が行われた。田代は対馬藩の飛地（遠隔地にある所領）であり、米作が困難な対馬の重要な食糧供給源として米作をはじめとする農業を奨励し、商業活動は原則禁止となっていた。

しかし、奇応丸をはじめとする薬作りは古くから行われていたようで、製薬を生業《なりわい》とし、販売手段として戸別訪問による、いわゆる「置き薬」の商法により、次第に他国へと商圏を拡大していった。

当初、そういった商業活動を抑えていた対馬藩も、江戸時代後期に財政破綻をきたすと、売薬を収入源として認め、積極的に支援するようになった。

このような「四大売薬」が隆盛となったのは、以下のような理由が考えられる。
一、江戸時代における医療制度、医療の質が不十分で、売薬への依存度が比較的高かった。

二、それぞれの地域で道路が整備され、交通の要衝として機能していた。
三、名薬、妙薬といわれるヒット商品に恵まれていた。
四、領主の許可が得られたか、あるいはそうでない場合もその支配力が弱く、領地外での行商活動がしやすかった。

二のヒット商品に関していうならば、富山では反魂丹、近江では先述した、萬病感應丸、大和では三光丸、田代では奇応丸があげられよう。万病感應応丸は日野売薬の先駆といわれる正野《しょうの》家に伝わる薬で、三光丸は先述したように大和武士・米田家が代々守り伝えた秘伝薬である。

反魂丹は越中富山の創製ではないが、岡山の医師・万代《もず》家に伝わったものを、たまたま富山藩主・前田正甫《まさとし》の腹痛を治したことがきっかけでその処方を万代家から伝授されたといういわくつきの薬である。（『越中史料』中越史談会編、一九〇八）

また、奇応丸も田代が創製地というわけではなく、江戸前期以降、京都など各地で取り扱われていたという。

ただ、田代の本拠地である対馬の地は、地理的要因もあって古くから朝鮮半島と日本の交易中継基地として栄えた経緯がある。

奇応丸は麝香、熊膽、沈香、人参（朝鮮人参）を主原料とする薬で、中国から朝鮮半島を経由して日本にもたらされた薬と考えられるので、対馬の飛地である田代発の薬という考え方も可能である。

本章では、四大売薬の中で最有力とされた富山売薬との関係を中心に、大和売薬の発生と発展について述べてみたい。

## 富山売薬のはじまり

富山藩内で「反魂丹」が売られるようになったのは江戸中期の貞享年間（一六八四〜八八）、行商が行われるようになったのは元禄三年（一六九〇）の頃であるという。（『江戸の生薬屋』吉岡信、青蛙房、二〇一二）

富山売薬の発展には、藩の保護政策が深く関わっている。第二代藩主・前田正甫《まさとし》が妙薬反魂丹を見出し、藩の経済政策としてその販売を奨励した経緯は先に述べた通りである。

もうひとつ、富山売薬の歴史に関する風説でよく耳にするのが「江戸城腹痛事件」すなわち、江戸城において急な腹痛を起こした大名に対し、前田正甫公が反魂丹を与えて治したという逸話である。

史料の裏付けがない巷談の域を出ないものであるが、富山売薬の発生にかかわる興味深い話なのでご紹介しよう。（興味深く読んでいただけるよう、講談風にまとめてみた。）

『時は元禄三年、江戸城は大広間にて諸侯とともに控えていた越中富山藩主・前田正甫公の耳に、急を知らせるただならぬ声が聞こえたかと思うと、取次役を務める茶坊主が走り込んできた。聞くと、帝鑑の間にいた三春藩主・秋田輝季《てるすえ》公が急な腹痛で苦しんでいるという。ざわめく諸侯を尻目に、前田公は腰に下げた薬籠から一握りの丸薬を取り出して見せた。「これは反魂丹という妙薬である。疾《と》くこれを秋田公に飲ませよ。」しばらくして、先ほどの茶坊主が現れ、薬を飲んだ秋田公がたちまち回復して元気になったと申したからさア大変。並みいる諸侯は口々に「ぜひ我が藩でもその反魂丹を売ってくだされ」と懇願したという…。』

事の真偽はともかく、富山に反魂丹というヒット商品が存在したことと、藩による保護奨励が行われたことを如実に示す逸話だと思う。

富山藩（石高十万石）は、寛永十六年（一六三九）に加賀藩から分藩した際、石高に不相応な大人数の家臣団を前田宗家から与えられた上、黒部川や神通川、常願寺川などの急流河川域が度重なる水害に襲われたこともあって、常に財政は逼迫していたという。

そのような状況下において、万人が必要とする薬を売ることで、広く領外からも収入を得られる配置薬の商法は、藩の経済を潤す救世主となり得たのである。

さらに、江戸中期以降、北陸道や北国《ほっこく》街道、西廻り航路などの交通網が整備され、陸路と海路を利用した原料調達と売薬行商が容易になったことも追い風となった。

もうひとつ、富山売薬を語る上で忘れてならないのは、「仲間組」と呼ばれた同業者組合を基軸にした強い団結力、統制力である。

仲間組は明和年間（一七六四〜七二）に組織された株仲間の組合で、関東組、五畿内組、薩摩組など全国の行商圏を一八の領域に区分けし、藩に冥加金を納める代わりに、領域内における売薬業に関わる事項全般について藩と折衝することができた。

さらに、組の内部には「向寄（むより、むこうより）」と呼ばれる、行商先で発生する諸問題を解決したり、行商を円滑に運営したりするための組織が作られた。

このように、為政者による保護や商人たちの団結のほか、様々な要因が重なることで、四大売薬の中で富山売薬が最も隆盛を誇ったのである。

## 大和売薬のはじまり

今までの研究では、大和売薬は江戸時代中期以降、大和盆地南部の高市郡および吉野郡北部あたりで始まったと考えられてきた。

株式会社三光丸（御所市今住）の創業家・米田家に伝わるところによれば、安永（一七七二〜）の頃から街道筋の宿屋などに家伝の胃腸薬三光丸を預けて販売しており、寛政年間（一七八九〜一八〇〇）になって初めて定価をつけて売り出し、文政年間（一八一八〜三十）には播磨、摂津、和泉、山城、近江、美濃、尾張、伊勢、伊賀方面へ積極的に売薬行商を拡大した。

また、明治十七年（一八八四）、米田家から農商務省に提出された「三光丸商標登録願」には、「私儀別紙記載ノ明細書ニ記載ノ商標ヲ寛保元年ノ頃ヨリ相用来リ候處」とあり、寛保元年（一七四一）頃から三光丸の販売に際し「日月星印《じつげつせいいん》」を商標として使用していたことがわかる。

大和売薬発祥の地を特定するのは難しいが、私見では三光丸の米田家があった和州葛上郡今住村、すなわち現在の御所市今住である可能性が高いと考えている。

その理由については、もう少し論を進めた後で述べたい。

まず、奈良の地で売薬が発展した理由について考えてみた。

ひとつには、地理的環境として大和、特に宇陀地方では、古くから薬草が多く採れたことがあげられる。

『大和志　畿内部第二十、二十一』（享保二十一）には、吉野郡、宇陀郡など南大和の諸郡で地黄・当帰・人参・升麻・細辛・五味子・茯苓・大黄などを産出するとある。

江戸中期、享保の改革で知られる徳川吉宗は、各地に採薬師を派遣して薬草の調査と採集にあたらせたが、大和では植村佐平次が見習の森野藤助らとともに詳細な調査を行なった結果、森野・下市両薬園の開設につながった。

さらに、売薬業が根付きやすかった要因としては、乾燥気候で薬種すなわち原料生薬の乾燥に適していたこと、農閑期に薬の行商を行人手が確保できたこと、奈良の地が大消費地である京都や大阪に近く、商品の流通や販売に有利だったこと、天領や旗本領、寺社領などが入り組んでおり領主の支配力が弱く、領域外との交易や移動が比較的自由であったことなどが、先行研究によって明

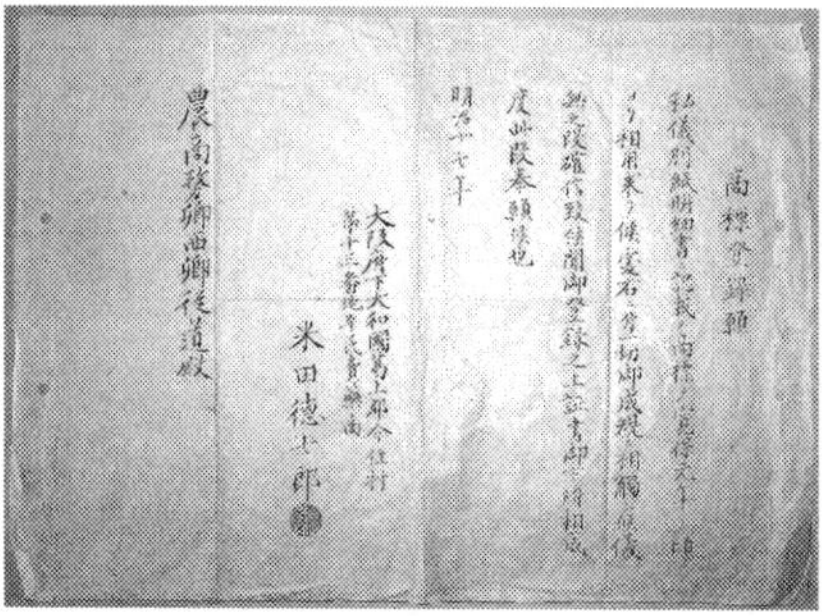

三光丸商標登録願

らかにされてきた。

しかし、もっとも重要な要因は、先述したように奈良の地に古くから製薬と施薬の文化が伝えられてきたことであろう。

奈良地方には興福寺や東大寺などの荘園が多く存在したため、寺院の影響力が隅々にまで及んでいた。有力寺院で製薬と施薬が始められると、原料となる薬草の栽培はそれぞれの領地内で行われるようになり、次第に薬の製法も伝えられ、各地に浸透していったのである。

江戸時代に刊行された『毛吹草』（正保二年＝一六四五）や『大和国細見絵図』（享保二十＝一七三五）、『大和志』（享保二十一）、『大和国細見図』（嘉永元年＝一八四八）、昭和四年の『日本薬業史』（池田松五郎著）などによれば、江戸時代の頃、大和国では多聞院の薬のほか、西大寺の豊心丹、今井（現橿原市）の保童円、矢田村（大和郡山市）の万病丸、大屋村（葛城市大屋）慶雲寺の桑山丸、宇智郡真土村（五條市）の松脂膏（待乳膏薬）、同じく宇智郡上野村の順栄湯・止痛丸、添下郡七条村（奈良市）の香砂丸、葛上郡今住（御所市）米田家の三光丸、中嶋家の蘇命散、黒崎村（桜井市）の解毒丸、吉野郡下市村（下市町）中島家の安泰湯など、国内各地でさまざまな薬がつくられていたという。

## 大和売薬の発展

先述したように植村佐平次や森野藤助らの活躍により薬草の生産や採取が盛んになるにともなって、薬の原料となる薬種を調達する薬種屋もあらわれてきた。

天明三年（一七八三）、薬種屋は合薬屋（ごうやくや／あわせぐすりや）とともに薬屋組合株仲間を結成した。

富山で仲間組が結成されたのが明和年間（一七六四〜七二）であるから、二十年ほど後のことである。元来、富山とは組織力、販売力の面で格段の差があり、大和売薬は田代売薬などと同様、しばらくは富山売薬の後を追いかけるような状態が続いた。

次頁図上は安政七年（一八六〇）二月に定められた『国中組合取極連印帳』である。この時期、大和国中の仲間一同が組ごとに作成したようだが、これは今住組のもので、薬種屋九人、和薬種屋十三人、合薬屋五十五人、計七十七人が署名押印している。

内容は公儀および南都薬種取締所から示された趣意と定めを守ること、不正の売買をしないこと、不正な薬種は扱わないこと、それぞれの家伝、秘伝薬と紛らわしい薬名をつけて売らないことなど十四か条におよぶ。

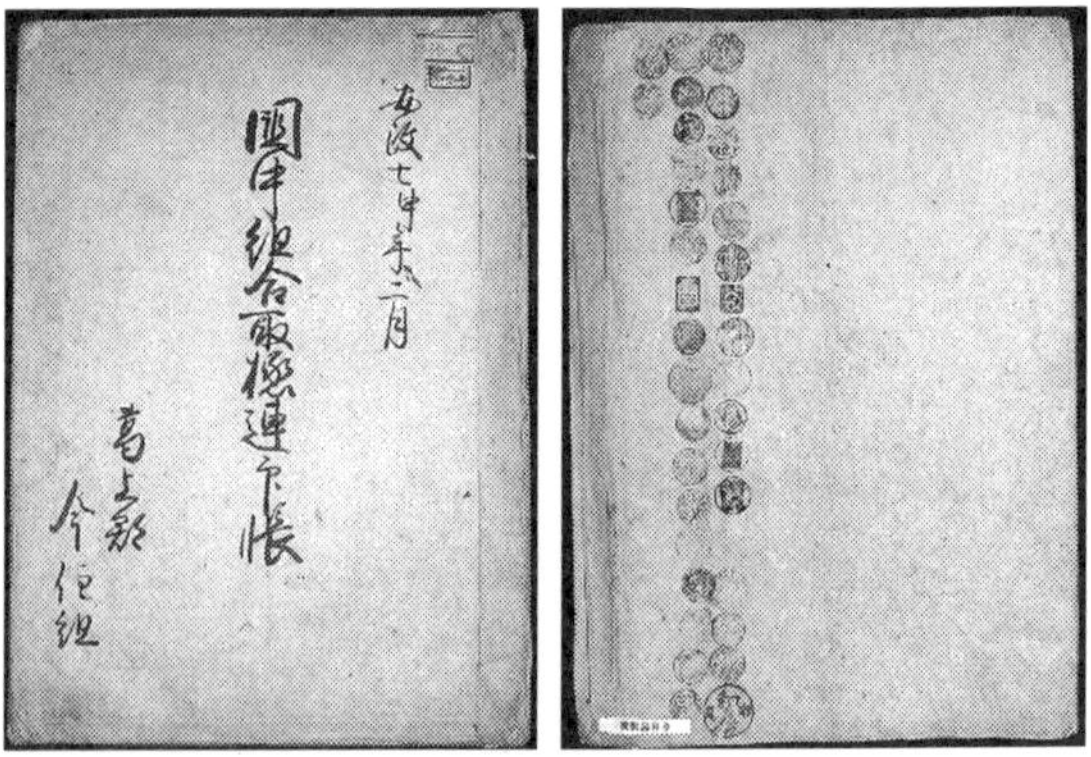

「安政七申年二月　国中組合取極連印帳　葛上郡　今住組」
（三光丸クスリ資料館所蔵）

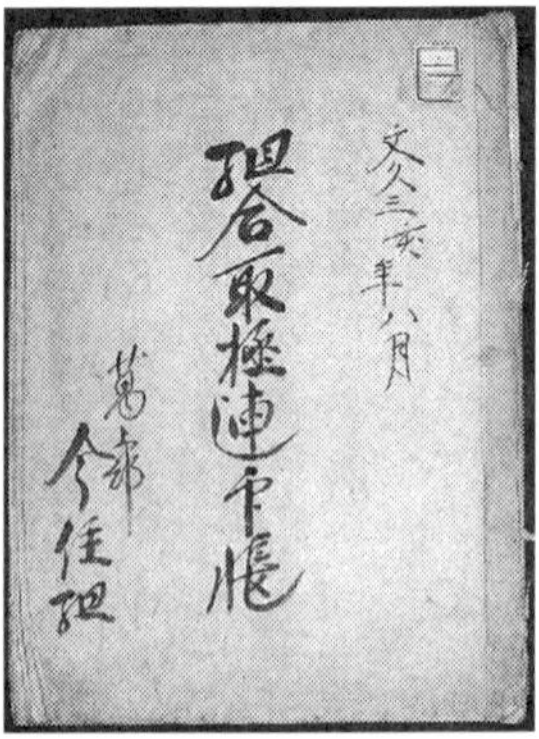

「文久三亥年八月　組合取極連印帳　葛上郡　今住組」
（三光丸クスリ資料館所蔵）

図下は文久三年（一八六三）の今住組『組合取極連印帳』であるが、これには「取締所印鑑手板を持たない他国商人には薬種・合薬を自儘に売り廻らせてはならない」「当国の薬種屋は、無株の者に漢蘭薬種類を売り込み、素人に買い持たせてはならない」「組合外の素人でひそかに漢蘭薬や和薬種類を買い持ちしたり、質流れといって売る者があれば、年行司から申し出よ」など、仲間の独占的営業権を守ろうとする事項が大半を占めている。

『国中組合取極連印帳』と『組合取極連印帳』は、どちらも三光丸の米田家当主・丈助が年行司を務めており、先頭に署名押印している。

三光丸をはじめとする家伝薬・秘伝薬を世に出して以来、配置販売の先駆けとして業界をリードしたのは米田家であり、その下にはかつての大和武士・越智党の末裔たちが名を連ねていたのであった。

## 富山売薬との競合―共存共栄へ

江戸時代中期以降、富山に大きく水を開けられていた大和売薬も、幕末期にはようやく追いつき、両者は競合して日本各地で置き合せ（重ね置き）と呼ばれる事態が生じていた。

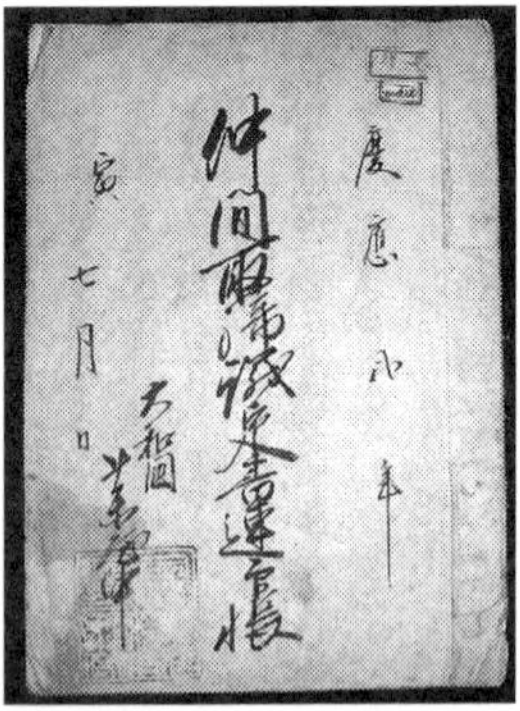

「慶応弐年　仲間取締議定書連印帳　大和國　薬屋中　寅七月」
（三光丸クスリ資料館所蔵）

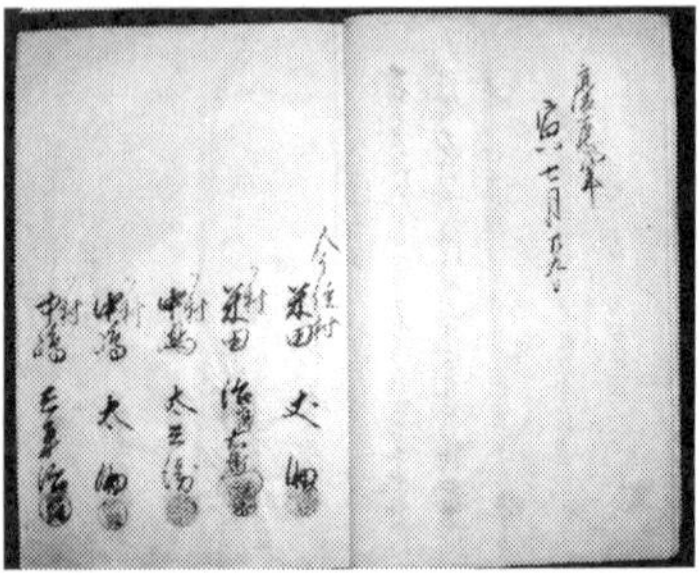

署名押印の最初に行司（司会進行役）を務めた
米田丈助（米田家当主）の名が見える

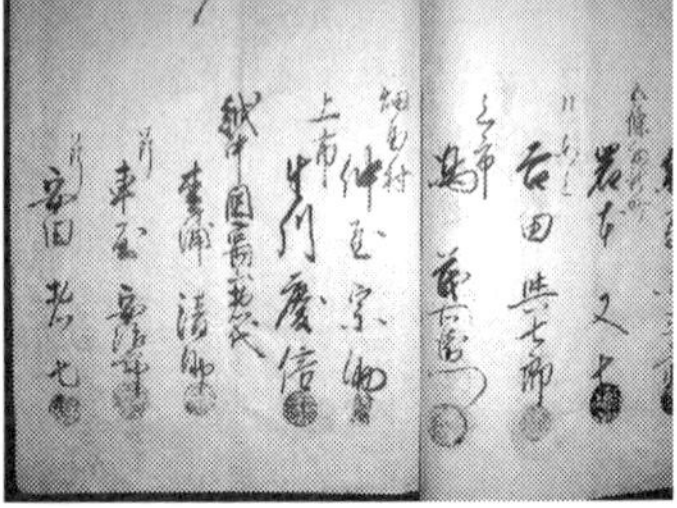

左側に越中國富山惣代3名の署名押印あり

これはつまり、一軒の顧客宅に、富山と大和の薬が配置されるということであり、当然の如く値引き合戦、中傷合戦に発展し、結果的に互いの利益と信用を下げることにつながった。

このときに立ち上がったのが、当時大和売薬の牽引役を務めていた三光丸の当主・米田丈助であった。彼は競合相手の富山と加賀領の売薬業者を代表する五人の総代を奈良に招き、大和の同業者を集めた上で紳士協定を結び、互いの共存共栄を図った。

これが『仲間取締議定書連印帳』(慶応二年＝一八六六)である。

以下、現代語訳をご紹介しよう。

一、近年薬種や紙類が高値になったうえ、米価の高騰にともない運送料・宿料とも値上がりが大きく、渡世相続が難しくなったので、薬価をすべて三割値上げすること

一、不正薬種や毒になるような薬は決して取扱わないこと

一、近年類薬がふえて紛らわしいので、今後は同じ銘柄のものでも文字や筆法をかえ、紛らわしくないようにすること

一、得意先で値引きをしたり、虚言悪口を申すものがあるということだが、今後はそんなことのないように相慎むことにし、もし心得違いの者があって確かな証拠があれば、仲間参会

の節にきびしく取締り、その節の入用は当人に出させること
一、他人の得意先へあとから出向いて行き、値引きをして自分の薬を売込むようなことは絶対してはならないこと
一、諸国得意先で互に置合せになったとき、他人の薬をけなし自分の薬を自慢するようなことはしてはならないこと（心得違いがあれば前々条同様とする）
一、不奉公になった奉公人や得意先で不実を働いて暇を出された奉公人は、先主にことわりなしに召遣ってはならないこと
一、奉公人の給銀は、一か年につき上奉公人は銀五百匁、中奉公人は同二百匁に定めること
一、置合せ先で、他人の薬袋が空になっていた場合、これを引上げて自分の薬を入れかえる者があるが、そんなことは絶対してはならないこと
一、旅行中、酒宴遊興にふけったり、博奕などをする者を見たら、きびしく意見を加え、聞かないときは帳面や荷物を取上げて国元へ送ること
一、旅宿で頓死・頓病・長煩いそのほかどんなことがおこっても、見聞次第馳せつけてなるだけ世話をしてやること

一、定宿については、申合せて同宿するものとし、きわめて不都合のある場合のみ勝手すること
一、右のように取締ることにした以上は、一か年に一度ずつ仲間の差支えのないよう参会すること。その説不参加の者にも参加費用を割りふること
一、他国へ赴き、心得違いを以て右の一か条でも約定に背いた者があれば、取締所へ差出しきびしく取締ること。これについての費用は不法人の方で支払うこと

時は慶応二年、まさに明治維新の直前であり、日本は幕末動乱の最中にあった。そのような状況下で、富山と大和の売薬業者が紳士協定を結んだのである。互いの利益と信用回復のためとはいえ、今まで敵対していた者同士である。両者が初めて顔を合わせた時には、さぞかし不穏な空気が流れていたことであろう。

しかし、ここが米田丈助の技量の見せ所であった。協定の一番初めに一斉値上げを提案したのである。これは当時、業界の誰もが希望しており、文句のつけようがなかったはずである。

互に望ましいと思うようなことから打ち出したことで、これをきっかけとして場の空気が和み、一転して協調的な雰囲気になっていったのではないか。私はそのように想像するのである。

## コラム④　ユニークな昔の置き薬

トップバッターは「まくり」である。七〇代後半以降の人なら誰もが知っている、あまりの不味《まず》さで有名だった〝虫下し〟。昭和二十八年（一九五三）以降、学童たちが学校で飲まされた薬だ。主成分のカイニン酸は、カイニンソウ（海人草）という海草から抽出した成分。

それ以前から使われていた「サントニン」はミブ（壬生）ヨモギから抽出した回虫の特効薬で、置き薬としては「セメン」「セメンサン」という名前で売られていた。

神仏や精霊などを薬名やパッケージデザインに取り入れたものも多い。カッパが人間に悪戯をしてとがめられ、お詫びの印に置いていったという「河童の妙薬（膏薬）」も日本各地で知られる。超自然の存在から授かったというイメージを薬効に結びつけようとしたのだ

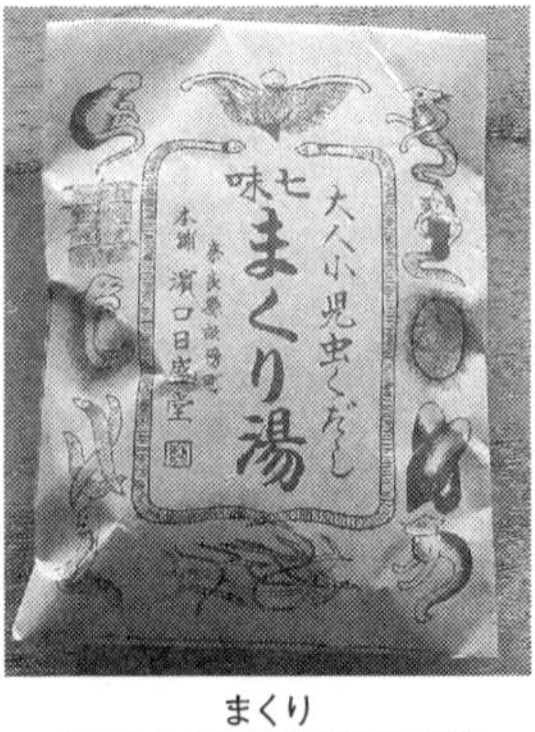

まくり
（三光丸クスリ資料館所蔵）

ろう。
「神薬《しんやく》」もオールドファンにとって懐かしい薬といえよう。美しいコバルトブルーのガラス容器に入った美味《おい》しい(?)舐め薬である。

明治以降、英国から輸入されたコロダインと呼ばれる薬が起源で、本来はクロロホルムとモルヒネをアルコールに溶かしたチンキ薬だったとか。後にモルヒネなどは除外され、エーテル、エタノールなどを配合するようになった。今もある同名の薬には、トウガラシチンキやl－メントール、d－ボルネオールを配合している。

このほか、美女をモチーフにしたパッケージデザインもよく見られたし、パッケージの絵を見れば何の薬かすぐにわかるもの、インパクトの強い名前なども多かった。当時の置き薬は、名前もパッケージデザインも、わかりやすいもの、インパクトの強いものを選んで顧客を惹きつけたのである。

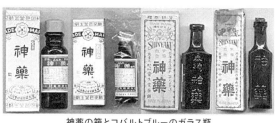

神薬の箱とコバルトブルーのガラス瓶
（一般社団法人北多摩薬剤師会所蔵）

## 2．売薬が歩んだ苦難の道のり

### 明治維新政府による過酷な売薬政策

『仲間取締議定書連印帳』締結の翌年、徳川慶喜は大政を朝廷に奉還し、討幕派による王政復古の大号令が発せられて明治政府が樹立し、新政府による政治が推し進められていった。

江戸時代前期に長崎の出島でオランダ商館が誕生して以来、オランダ医学が日本に伝来し、蘭方とばれていたが、明治維新後、政府はドイツ医学を正式に採用することを決め、医学の西洋化を急いだ。

従来の漢方あるいは民間療法、売薬などを排除する動きが出てきたのも当然のことと言えよう。世の中はまさに西洋的なモノを取り入れる必要に迫られていたのである。

薬業の場合、それは明治十年（一八七七）から十二年にかけて布告された「売薬規則」「薬品取扱規則」「製薬取締規則」という形で結実した。

これらの規則によって、薬の製造については薬品試験を受けて合格したもの、製品の容器につける封印商標は認可済みのもの、薬種商の調剤は許さない、薬舗（薬店）は医師の処方書による販売とする、薬舗の開業は官立学校で製薬学を履修していること、試験を受ける人は薬物学・処方学ほかの合格者であることとされた。

また、「売薬規則」では、売薬業を「丸薬・膏薬・煉薬・水薬・散薬・煎薬などを家伝の秘方で合剤し販売するもの」(第一条)と規定し、さらに売薬営業税や高額の鑑札料(第一六条)、罰金(第二〇~二六条)を定めた。

初期の頃、新政府の売薬に対する見解は「無効無害」(効かぬが特に害もない)として大目に見る傾向にあったが、やがてそれは「無効有害」に転じていった。

それはやがて「売薬規則」「売薬検査心得」(内務省通達)による強力な取り締まりと、「売薬印紙税」による重税という形で結実した。

以下、「売薬検査心得」に記された文言をご紹介しよう。政府がいかに売薬に対し厳しい目を向けていたかを推し量っていただけると思う。

「奸商野師ノ輩、劇薬ヲ配合シ敗薬ヲ修飾シ、夢想ト唱ヘ託宣ト称シ、愚夫愚婦ヲ蠱惑《こわく》シテ利ノ具トナシ…」

「奸」は「奸夫」「奸計」という表現があるように「よこしまな、わるがしこい」という意味で使われる。つまり「奸商」はよこしまな商売人を意味する。野師は香具師とも書き、的屋とも呼ばれるが、この場合は露天商を蔑《さげす》んだ表現であろう。

売薬を生業とする輩《やから》は劇毒薬を配合し、まったく効き目のない薬をあたかも万能薬のごとく誇大に宣伝して人々をあざむき、暴利をむさぼっているというのである。

かつて「クスリ九層倍」「鼻クソ丸メテ万金丹」という俚諺《りげん》があった。「売薬などは製造原価が売り値の一割程度で、あとはすべて利益となる」「売薬は、効き目のない、いいかげんなものを良く効く薬と宣伝しているだけである」というほどの意味である。

明治政府が示した見解は、このような根拠のない流言を鵜呑みにしたか、あるいはあざとく利用したものであり、まさに圧迫政策、禁止政策ともいえるものであった。

このような政府の姿勢は、明治十五年（一八八二）に施行された「売薬印紙税規則」で明らかになった。

「その課税方法は売薬営業者（製造者）が売薬印紙を購入し、薬品の容器または包紙に貼付・消印するという形をとった。その額は次のとおりである。

定価一銭まで　印税五厘　同　五銭まで　同　五厘
同　二銭まで　同　二厘　同　十銭まで　同　一銭
同　三銭まで　同　三厘
十銭をこえる場合は五銭まで毎に五厘を増す

一見すれば定価の一割のような印象を受けるが、すべてが切り上げで算定されており、定価六銭の薬品でも定価一〇銭のものと同額の印紙を貼付しなければならないので、実質的な負担は一割をかなりうわ回ることとなるのである。

さらに配置薬につきものの未使用分の回収・廃棄を考慮せず、全く代金収入のない返却分の印紙は業者の負担で廃棄されなければならなかった。当時の業界で一般化していたとされる値引きも全く考慮の外に置かれたことはいうまでもない。」（『奈良県薬業史通史編』より引用）

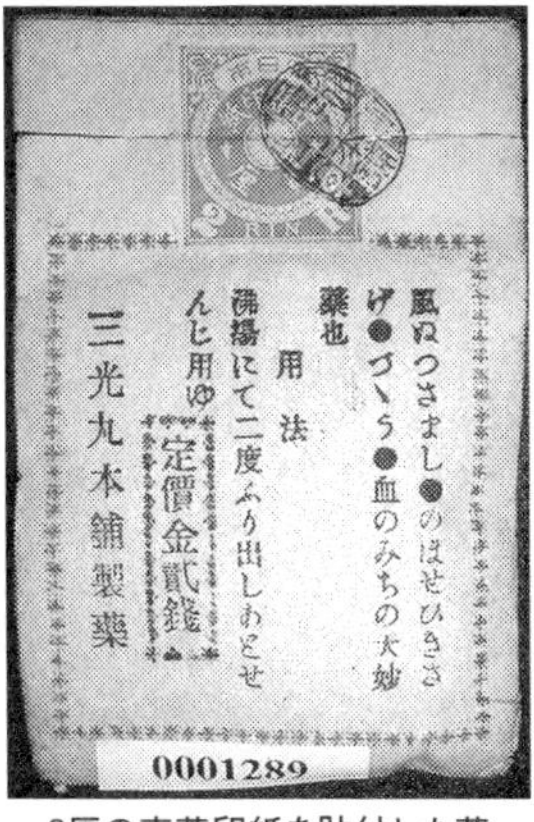

2厘の売薬印紙を貼付した薬

売薬印紙は、業者自らが購入し、自分たちの手で薬剤ひとつひとつに貼付する必要があった。しかも、置き薬で期限内に使用されず返品となったものについては何の保証もなく、印紙の買い損、貼り損となったのである。

このような悪法は、まさに売薬業界存続にかかわる大問題であり、富山と大和の両者もこぞって反対運動を繰り広げた。

その模様は先の『奈良県薬業史』あるいは『学術叢書シリーズ2 Vol.2 大和の国のリーダーたち』（奈良県立大学ユーラシア研究センター編、京阪奈情報教育出版）に詳しいので、そちらを参照願いたい。

ともあれ、業界の粘り強い反対運動と陳情により、大正十五年（一九二六）に売薬印紙税の廃止が決定された。制定後実に四十四年目のことであった。

このときやっと、売薬が「無効無害」ではなく、「有効無害」であると正式に認められたのである。

政府の圧迫政策とは裏腹に、医療の行き届かない地方、特に農村・漁村では、家の中にいつでも薬が置いてある安心感と、年に一、二回の支払いで済むという利便性から重宝がられ愛用されてきた配置薬であったが、これを機に業界は最盛期を迎えることとなった。

けれどもその後、大正三年（一九一四）の第一次世界大戦参戦から昭和六年（一九三一）の満州事変、日中戦争（一九三七～四五）、そして太平洋戦争（一九四一～四五）と、日本は激動の時代に突入していった。

やがて国家総動員法発令により、売薬業界も他の業界と同様、国家のために企業整備を余儀なくされ、奈良県の薬業界は再び苦難の道を歩むことになったのである。

それ以後の詳細は省略させていただくが、終戦を迎えた昭和二十年（一九四五）、に総動員法が解除され、二年後の昭和二十二年には、三光丸の米田家も株式会社三光丸本店として企業整備から独立し再スタートを切ることになった。

しかし、配置業界が元通りに復活し、隆盛に向かうまではしばらく時間を要したのである。

## 3．配置薬の現状と未来

少し古い統計だが、全国および奈良県における配置薬の生産金額の推移をご紹介しよう。

（カッコ内の％は、配置用医薬品の生産金額が医薬品生産額に占める割合である）

平成二十年

全国医薬品生産金額＝六兆六二〇〇億九一〇〇万円
全国配置用医薬品の生産金額＝二八八億八九〇〇万円（0・4％）
奈良県の医薬品生産金額＝三二七億八七〇〇万円
奈良県の配置用医薬品生産金額＝五二億三四〇〇万円（16・0％）
平成三十年
全国医薬品生産金額＝六兆一七二五億七〇〇〇万円
全国配置用医薬品の生産金額＝一四二億二四〇〇万円（0・2％）
奈良県の医薬品生産金額＝四五八億四〇〇〇万円
奈良県の配置用医薬品生産金額＝二三億九七〇〇万円（5・2％）

（統計情報／奈良県公式ホームページ）

全国はもちろん、かつて配置販売業が重要な地場産業のひとつであった奈良県でも、配置薬の生産金額がいかに下降しているかを理解していただけると思う。

「現在、配置薬業界は全体として右肩下がり、衰退傾向にあるといってよいだろう。

そもそも配置薬は顧客の家に在庫をかかえるという、リスクの多い商法であり、多数の顧客を管理するには、営業マンもそれ相応に多く必要となる。すなわち、人件費の問題が生じてくる。また、顧客の年齢層を見ると比較的高齢者が多く、常に新規開拓をしていかないと、確実に顧客が減少していくという問題もある。

いま、比較的安価で医薬品や健康食品、雑貨などを購入することができるドラッグストアが林立するなかで、コスト高の配置薬は単価を下げることができず、価格競争ではかなわない現実もある。必要なものがあれば、家にいてスマホやパソコンを操作するだけで、ネット販売の商品が家に届けられる。人の顔を見ずに買い物をすることができる時代なのである。

しかし、かつて配置薬は人々にとって必要不可欠なものであった。収入が不安定な状況下で、いつでも薬が手元にあるのは、どんなに心強かったことか。

また、定期的に配置員が家を訪れ、薬だけではなく、日本各地のニュースも持参してくれた。今よりもずっと、人と人の距離が近かったのである。

この商法は、世界に類を見ないユニークなシステムであり、いわば日本の文化ともいえよう。」

読者諸氏の感想はいかがであろうか。思うに、仮に現況のまま推移するならば、配置業界の未来は決して明るいとはいえない。いや、むしろ衰退の一途をたどるのではないか。

近年の奈良県における製薬企業の動向として、配置薬の製造から一般用医薬品や健康食品の製造にシフトするか、あるいは大手医薬品メーカーの製品を受託生産することで経営規模を大きくする例が多く見受けられる。

この傾向は業界最大手の企業を要する富山県も同様で、全体として販売チャンネルを配置から別の形態に切り替えるか、または配置と並行する形で新たなチャンネルを開発しているのが現状であろう。

しかし私は、この業界に明るい未来はあり得ると考えている。

今や日本各地で人口の集中化が進み、地方からの人口流出による限界集落化が問題となっている。私が住む明日香村も例外ではなく、高齢者が増え続け、若者は村外に移住する傾向があり、少しずつ限界集落への道を歩んでいる。

反面、東京のような大都会においても高齢者の独居住宅が増加傾向にあり、いわゆる買物難民と呼ばれる人々も増えてきている。

そんな状況だからこそ、わが配置業は重要な役割を果たせるのではないか。

すなわち、一定期間ごとに顧客宅を訪問することで、イザというときの家庭薬を供給しつつ、独居老人の生活状況をある程度把握できる「見守り」の役割。

薬や健康に関する相談に応じながら、お客様の身近な出来事やちょっとした愚痴などを聞かされたりする中で温かい信頼関係が生まれ、身体だけではなく、心の健康を保つお手伝いなど。

繰り返しになるが、奈良は歴史のふるさとであり、寺院が製薬と施薬を引き受ける医薬のふるさとでもあった。

かつて海外の文化を取り入れ、自家のものとして変容させてきた記憶を掘り起こし、時代の変化に上手く対応し住みやすい環境を作っていくための知恵を、奈良の地から発信していくときがやって来るのではないか。

資料館で先人たちの足跡を眺めながら、今日も私はそんな夢を抱くのである。

## コラム⑤　「食い合わせ」の信憑性

「食い合わせ」「食べ合わせ」「合食禁」などと呼ばれる。

「うなぎとうめぼし」で代表される、体によくない食べものの取り合わせは昔からよく知られている。

中国から伝わった本草学や陰陽五行説を食材に当てはめた考えといわれ、『養生訓』（貝原益軒）などの健康指南書をベースとしているが、医学的に見て誤っているもの、根拠不明のものも多い。

以下、比較的根拠があるものとないもの、不明のものに分けてご紹介しよう。

**【比較的根拠のあるもの】**

うなぎ＋うめぼし＝ウナギの脂っこさと梅干しの強い酸味が刺激し合い、消化不良を起こす

↓酸味が脂の消化を助けるため、味覚の面も含めて相性の良い食材。（食べ過ぎのいましめ?）

蛤＋ミカン＝「体を温める」ものと「体を冷やす」ものの組み合わせ。

カニ＋柿＝カニは傷みやすく、柿は消化が悪い。どちらも体を冷やす。
松茸＋アサリ貝＝旬の時期が大きくズレている。（秋と春先）
ゴボウ＋鮎＝旬の時期が大きくズレている。（冬と夏）
小豆飯＋ふぐ＝贅沢な組み合わせ？

根拠のないもの
玉子＋にんにく＝体によい組み合わせ？最近話題の健康食品＝「にんにく卵黄」
茸＋ホウレン草＝シイタケとホウレン草の組み合わせは高血圧や心筋梗塞の予防によい。

**【根拠不明なもの】**
南瓜＋ドジョウ＝根拠不明。
梅の実＋たこ＝根拠不明。「すっぱい」と「すいつく」の語呂合わせ？
胡瓜＋コンニャク＝根拠不明。食感や味の組み合わせの問題？
フナ＋からし菜＝根拠不明。

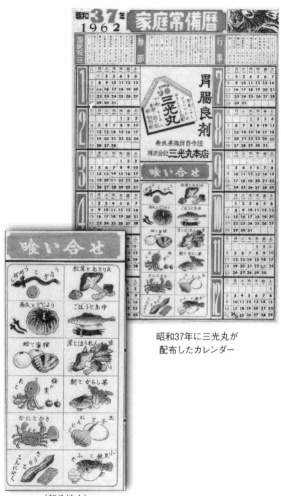

昭和37年に三光丸が
配布したカレンダー

（部分拡大）

# 第4章　奈良ゆかりの薬用植物大和当帰

奈良県薬事研究センター総括研究員　西原　正和

## 奈良ゆかりの薬用植物――大和当帰《ヤマトトウキ》

奈良は、生駒山や金剛山などの山に囲まれており、この盆地地形からもたらされる気候風土は植物の栽培に適しており、古くから薬用植物の栽培が盛んに行われている。中でも、奈良ゆかりの薬用植物として、トウキ、シャクヤク、ボタン、ジオウが挙げられるが、今回はそのうちのトウキ（ヤマトトウキ）について紹介する。

## トウキとは

トウキは、セリ科の多年生植物で、その根を通例湯通ししたものが生薬の当帰である。当帰には、血流改善作用や補血作用があり、冷え症や貧血、低血圧などの婦人科疾患に用いる当帰芍薬散や四物湯な

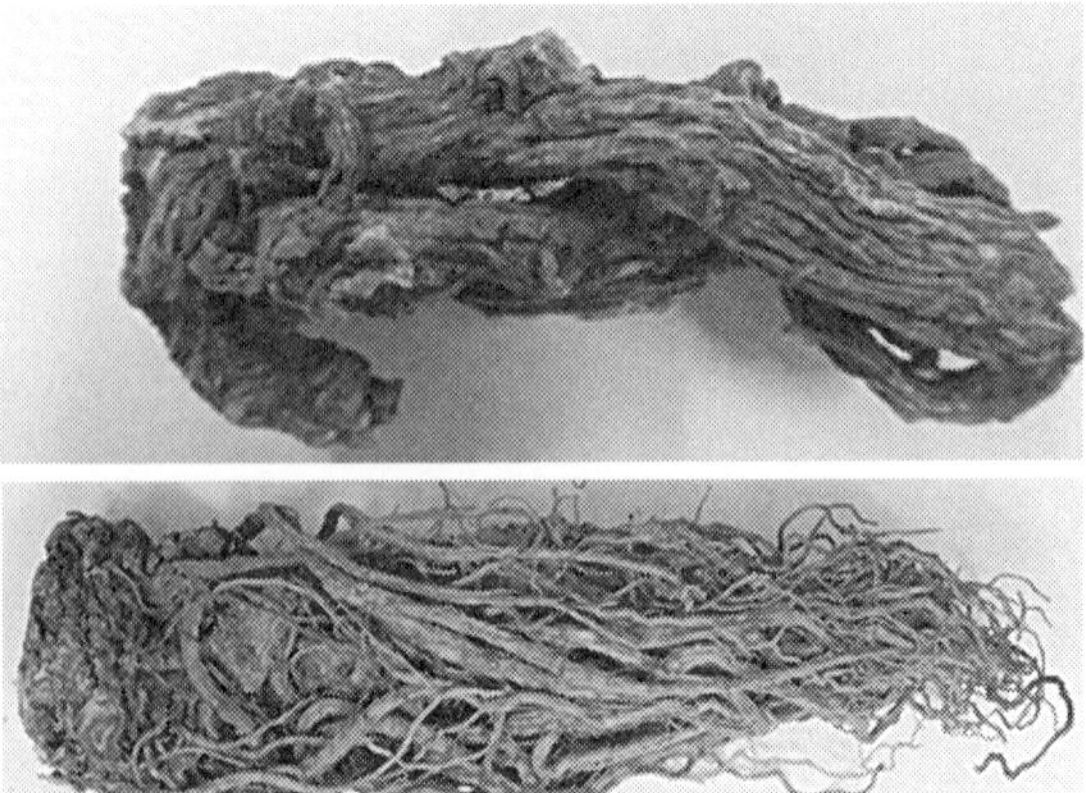

北海当帰（上）と大和当帰（下）の根（生薬）

どの漢方処方のほか、疎経活血湯や当帰建中湯などの鎮痛に用いる漢方処方、当帰飲子など抗炎症に用いる漢方処方、清肺湯など鎮咳作用を期待する漢方処方など、実に多岐にわたる処方の構成生薬として利用されている。

医薬品の公定書規格である日本薬局方では、トウキの項に記載された基原植物には、トウキ *Angelica acutiloba* Kitagawa とホッカイトウキ *Angelica acutiloba* Kitagawa var. *sugiyamae* Hikino の2種類が規定されている。このうち、前者のトウキが、ヤマトトウキに該当する。

ヤマトトウキとホッカイトウキの主な違いは、ヤマトトウキに比べホッカイトウキの方が主根が太く、側根が少ないほか、ヤマトトウキの茎の色は紫色であるのに対して、ホッカイトウキは、茎の色が緑色である。ホッカイトウキの名は、主に北海道で栽培されていることからその名がついている。

## コラム⑥　当帰は女性専用の生薬？

当帰は、冷えなど女性に多い症状に対して使われることが多く、当帰を含む漢方処方である「当帰芍薬散」は女性しか使えないようなイメージを持っている人も多い。漢方は、証《しょう》が重要であり、例えば当帰芍薬散の証は、「体力虚弱で、冷え症で貧血の傾向があり疲労しやすく、ときに下腹部痛、頭重、めまい、肩こり、耳鳴り、動悸などを訴えるものの次の諸症」『新一般用漢方処方の手引き』（二〇一三）とされており、女性専用とは書かれていない。そのため、このような諸症に該当すれば、男性・女性に限らず使用することができるのである。

## 種々のトウキ

トウキは、日本薬局方に規定されたもの以外にも、実に様々な種類がある。

国内では、トウキは、ヤマトトウキ、ホッカイトウキ以外に、センダイ（仙台）トウキ、イワテ（岩手）トウキ、エチゼン（越前）トウキ、イブキ（伊吹）トウキなどのミヤマトウキ系とよばれるトウキやヒタチ（常陸）トウキなどのツクバトウキ系とよばれるトウキが知られている。

なお、トウキと名前のつく植物にヒュウガ（日向）トウキがあるが、本章で扱っているトウキとは異なり、同じセリ科の植物ではあるものの山人参の仲間であることから注意が必要である。

葉の形を比較すると、ヒュウガトウキの方がヤマトトウキより大きいほか、ヒュウガトウキの葉からはヤマトトウキの葉で見られる独特の香りはしない。

海外では、中国のカラ（唐）トウキ、韓国のオニノダケ、欧州のセイヨウトウキがあるが、いずれも基原植物は異なり、国内では生薬として流通はしていない。かつて韓国では、日本のトウキの苗を輸出し、韓国で生産した後に日本へ輸出した日当帰があった。また、セイヨウトウキは、アンジェリカルートオイル、アンジェリカシードオイルとアロマテラピーに用いる精油としての流通はあるものの、頻用される精油ではないためにその数は少ないようである。

## トウキの流通の始まり

トウキの名前が、初めてみられたのは、七一三年に諸国に令して物産等を報告させた「風土記」があるが、そのうち現存する『出雲風土記』に当帰の名が記されている。

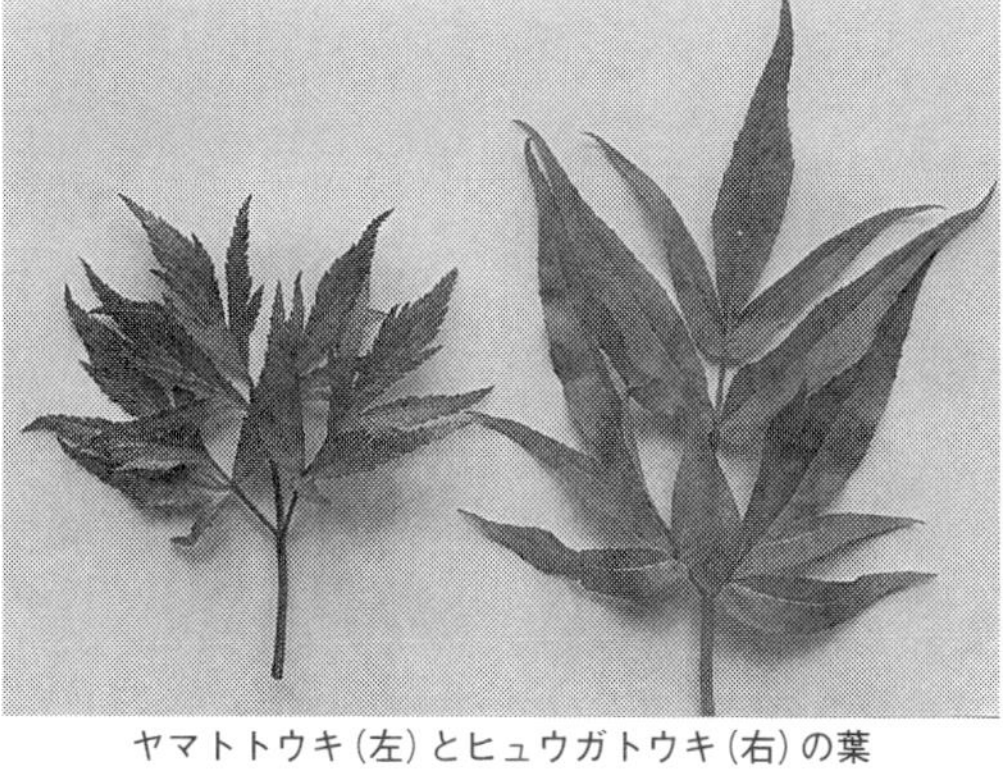

ヤマトトウキ（左）とヒュウガトウキ（右）の葉

その後も、『本草和名』や『延喜式』にも当帰の和名として也末世利《やまぜり》や宇末世利《うまぜり》の名がみられる。これらの当時の植物が、現在のトウキと同一の植物かは確認できないが、少なくとも古来からトウキという植物があることを認識していたことがわかる。

その後、江戸時代になると日本独自の医学である漢方の体系化などに伴い、薬種の振興が行われた。これまで薬種は、中国などからの輸入品が大半を占めているため、その分の対価をかなり払っていたと考えられており、それを解消すべく国内での同一もしくは類似の薬種の野生品の確認や栽培の振興が行われていたことによる。そして、その後の享保年間に八代将軍の徳川吉宗が本格的に採薬使事業としてはじめたのではないかと思われる。

この頃、国内でトウキが流通した記録として、曲直瀬玄朔が一六一三年に記した『和名集并異名製剤記』で「常陸の国の当帰上とす。越前、信濃の当帰はあしし」と記載しているが、栽培品に関しての記録はない。その後、『本草弁疑』（一六八一）で、「山城、大和に之を作り出す」とあり、『農業全書』（一六九六）では栽培の詳細などが記載されていることから、十七世紀には栽培が始まったのではないかと思われる。

十七世紀から十八世紀には新潟県米山産の越後当帰が出回り、十八世紀からは滋賀県伊吹山産の伊吹当帰があるが、すべて野生品であった。十九世紀初頭には宮城県からも仙台当帰が産出したとされているが、生産数は少なかった。

大和当帰の栽培は、貝原益軒が一七〇九年に記した『大和本草』で「山州長池の辺りに多くつくる。凡薬は中華の産を佳と為す。然れども長池の当帰大和の地黄は唐にまされりと云」とあり、一七一三年の『和漢三才図会』でも「按ずるに当帰山城久世郡に於て出ずる者は最も佳し、大和の産は之に次ぐ」とされていることから、京都府の山城地方(山城長池)及び奈良県で行われたのがはじめであり、その当時は山城長池のものが品質はかなり優秀だったようである。そのため、この山城当帰は、中国へも輸出されたとの記録が残っている。しかし、虫害を防止するための湯通し(熱湯に通したもの)の修治加工が雑であったために評判を落とし、次第に湯もみ(注・後半で詳細を紹介)を行っている奈良県産の当帰が名声を得ることになる。

かつて、大和当帰のうち、奈良県の大深地方や隣地の和歌山県富貴地方で産出された当帰は大深当帰とよばれ、最上級の当帰とされており、それ以外の奈良県内産の大和当帰は天上当帰として区別されていた。また、大和当帰の中でも、馬の尾に似た形をしている当帰がよいとされ、別名馬尾当帰と呼ばれていた。

一方、北海当帰は、明治期以降に冷害対策として、奈良県出身の移住者が奈良から取り寄せた苗を北見地方で栽培したのが始まりとされている。しかし、当時は北海道の農業が粗放的であって、大和当帰の栽培に特徴的な芽くり（注：後半で詳細を紹介）が行われなかったことや、本州へ運ぶための輸送コストの問題から廉価品としなければならない背景もあり修治加工が簡略化されたようである。

このような背景から、大和当帰（大深当帰）の品質に定評があったため、一九四三年（昭和十八年）の内地産生薬の価格統制令の商工省厚生省農林省告示第一号において、当帰（大深）と当帰（外口）（北海当帰を指す）では、当帰（大深）の方が、当帰（外口）より約2倍高く価格が設定されていた。その後の一九五九年（昭和三四年）の『第二改正国民医薬品集註解』では、トウキの基原として「市販の当帰は何れも栽培品で、市場では本口《ほんぐち》当帰と外口《そとぐち》当帰とに大別される。本口当帰は大和当帰のことで特に大深当帰を上等品とし、天上当帰は品質が粗悪である。また北海当帰を外口当帰といい」との記載がされている。

その後、医薬品の公定書規格である『日本薬局方』には一九六一年（昭和三六年）の第七改正時に初収載されるが、その基原はヤマトトウキのみが規定された。これは、生薬市場での流通量よりも、これまでに記載したとおり、品質、規格面で優良品とされ、我が国の栽培の来歴に歴史的伝統のある大和当帰を日本薬局方規格品（正品）として選定したと考えられる。

このように名声を受けた大和当帰であるが、第二次世界大戦時や戦後の混乱期において、奈良県の当帰生産は一時衰退することになった。この第二次世界大戦中には、他府県でも栽培が検討された。その例として、伊吹山麓で栽培が試みられるがまもなく中止され、一時当帰の価格が高騰したことから、長野県で奈良県から入手した種で栽培を振興し、佐久市、松本市、戸隠村などの各地で栽培されたが、たちまち生産過剰になったため価格が暴落し、それとともに衰退したとされており、うまくはいかなかったようである。

その後、奈良県では、優良品種であるヤマトトウキの栽培を振興するため、一九五四年（昭和二九年）に第一回当帰品評会が開催されている。このときの主な栽培地としては、宇智郡阪合部大深及び吉野郡秋野村広橋とされ、大深当帰と称して他の当帰と区別されているとある。この品評会では、優劣のつけ難い優秀品は102点に達し、その中より特に良品として4点を選出し、入選者4名に対し表彰を行ったと『奈良県薬事年報（昭和二九年）』に記載がある。また、この栽培振興当時の等級として、最良質の当帰（1等品）を生産するのは宇智郡阪合部村大深、和歌山県伊都郡富貴村で、2等品は吉野郡秋野村広橋、同宗檜村、同大塔村は3等品、高市郡高市村は4等品、吉野郡天川村で栽培されるのは5等品とされている。

その後、漢方薬が従前の煎じる形に加え、携帯性を高めるために予めエキスを調製した原料の取扱いが解禁されたことにより、生薬の需要量が爆発的に増加したため、大和当帰の生産量では必要数量を供給するのが困難となった。そこで、これを補うために生産量が多かった北海当帰なども使用されることとなったのである。

## 大和当帰の成分

大和当帰の代表的な成分は、精油成分であるフタリド類のリグスチリド、ブチリデンフタリドである。その他には、フロクマリン類（ソラレン、キサントトキシン、ベルガプテン）や鎮痛作用のあるファルカリンジオール類、アデノシン、クロロゲン酸などの成分を含有している。

なお、一部では、サフロールを含有すると記載されているものもあるが、これは分析するためにヤマトトウキを標本から抜き出した際に、標本の保存剤が混入して検出されたため、ヤマトトウキの含有成分ではないとの報告がある。

## コラム⑦ 生薬の成分は、すべて有効成分？

生薬の説明では、その生薬に含まれる成分が示されていることが多い。この成分は、すべて有効成分とは限らない。例えば、麻黄のエフェドリンのように、鎮咳作用を示す成分として有効性が高いことから有効成分とされるものもあるが、一方で甘草のグリチルリチン酸のように、直接的に有効性を示さない成分もある。そのため、生薬中の成分は、すべてが有効成分ではないのである。生薬は、多くの成分で構成されたものであり、これらの成分が相補的に作用することにより有効性を示すのが特徴でもあり、生薬の面白いところでもある。

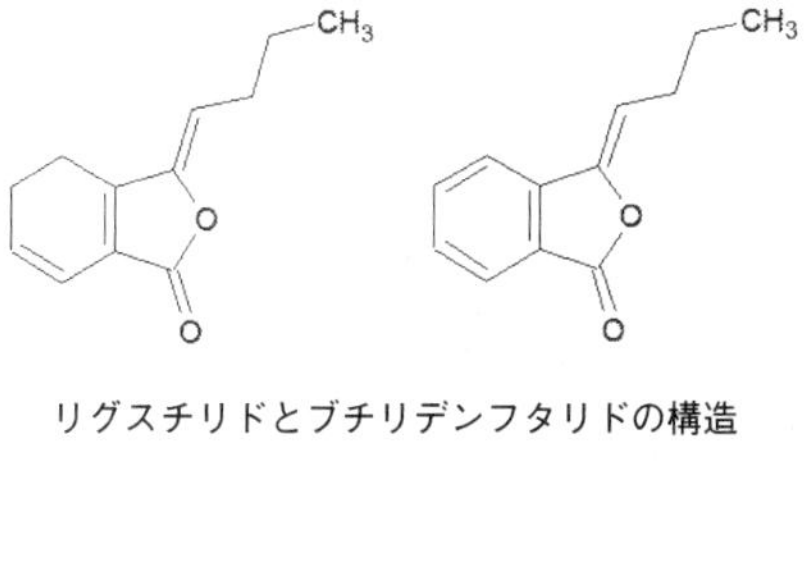


リグスチリドとブチリデンフタリドの構造

## ヤマトトウキの栽培

ヤマトトウキが、生薬である大和当帰になるまでには、苗を育てるのに1年、本栽培に1年、加工に半年程度かかり、実に約2年半もの歳月が必要となる。

まず、第一段階である苗を育てるのにも工夫が必要になる。これは、ヤマトトウキの苗は、大きすぎる（太すぎる）と本栽培の間に花が咲いてしまい（抽苔《ちゅうだい》という）、生薬としての利用価値がなくなる。これは、抽苔することにより、生薬部位である根が木質化し、中身がスカスカになってしまうことから、生薬価値がなくなるためである。

しかし、苗の調整では、大苗ができることは避けられないことから、その場合にはヤマトトウキ栽培独自の方法である芽くりという加工を行うこととなる。芽くりは、ヤマトトウキが抽苔しないようにする加工法である。その方法は、根頭部から茎葉を取り去ったのち、中心部を竹べらでくりぬくことである。過去には金属製のへらでは本加工はできないとのことであった

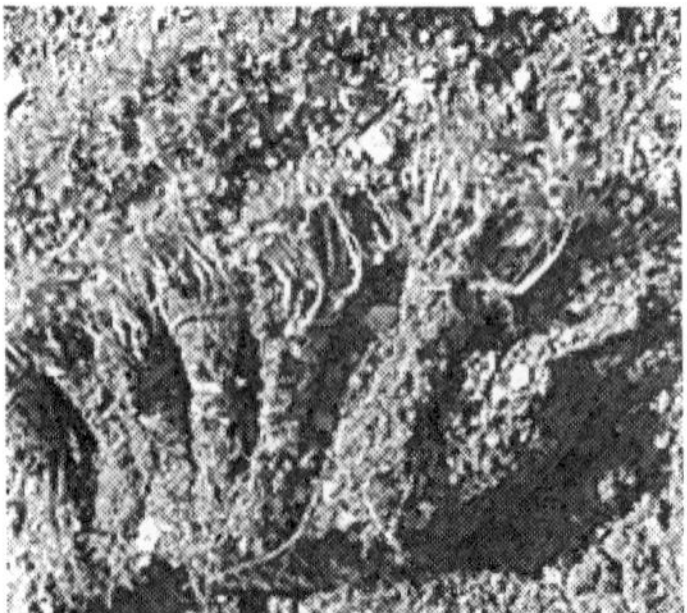

ヤマトトウキの苗

が、現在はその材質に影響がないことがわかっている（ただし、加工者の技術力の差によって、金属製へらでの加工が向かない場合がある）。

この芽くりは、江戸時代の栽培当時から確立していたわけではなく、その後の栽培過程で編み出されたものである。その証拠として、享保年間の採薬使の一人で、大和地方を中心に功績を上げた植村左平次は、奈良県宇陀郡（当時）の森野藤助と親密な関係にあったが、植村左平次はトウキの栽培に関して、「トウキにとうが立ってしまい当帰として使えないのでその栽培法を教えてほしい」と森野藤助に問い合わせている。このとき、森野藤助がどのような返答をしたかまでは記載がないものの、その後の森野家の栽培の記録では、「苗生長過れば花咲て枯る不宜」とあり、抽苔の防止には、あまり大きい苗を選ばずに小さいものを移植するように示されていることから、当時の森野家での対応法は、この手法であると考えられる。また、先の歴史で示した山城長池での栽培でも芽くり作業が行われていないことがわかっている。

芽くりの方法として、奈良県吉野郡下市町広橋では竹べらを用いる方法以外にも、道具を使わずして、左手で根の部分を、右手で新芽の部分を持ち、軽く折り曲げ、引き抜くようにして頂芽の芯の部分を取る方法も報告されている。

いずれにしても芽くりは、書物による詳細な記録が残っていないことから、栽培者に代々引き継がれてきた方法であることがわかる。芽くりは、技術的要素が大きく、その技術継承は難しい。筆者も実際に伝授してもらったが、実施当初は芽くり苗で栽培したヤマトトウキはすべて枯死してしまった。現在は、成功率は高くなったが、それでもすべてが成功するわけではなく、その技術は難しいことを実感した。

本栽培は、1年間生育した苗を選別し、大苗は前述の芽くりを行った上で、4月はじめに定植する。生育期において、キアゲハの幼虫が天敵であり、その食害を防止する必要がある。この食害では、ヤマトトウキの葉はすべて食べられてしまい、茎のみが残るような形になってしまい、後にヤマトトウキの地上部は枯死してしまう。その後、一部の生命力の強いヤマトトウキでは株元から新たに地上部が生えてくるが、その後の生育が旺盛ではなく根があまり生育しない。

なお、本栽培とは別に継代するための種取り用のヤマ

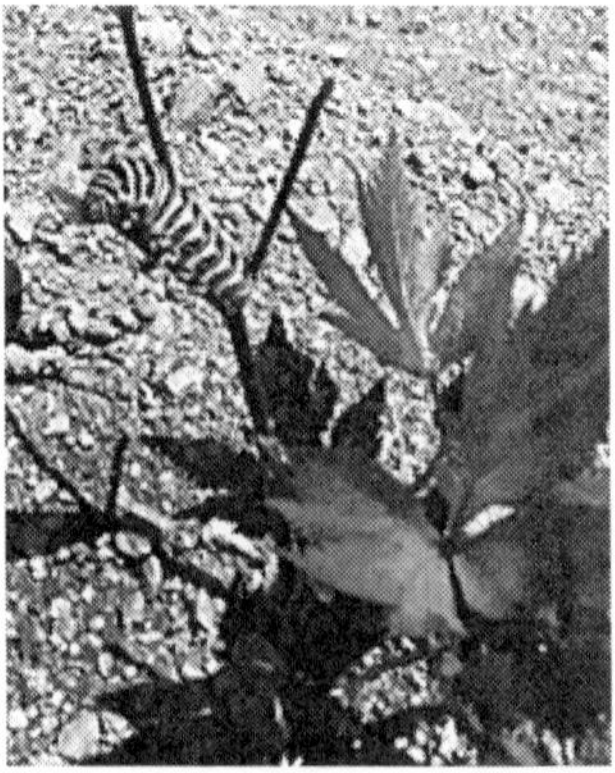

キアゲハの幼虫による食害

トトウキも育てるが、種ができる時期にはアカスジカメムシの食害が多く発生し、こちらも管理が大変である。アカスジカメムシは、種中の成分を吸い尽くすだけであり、種自体を食するわけではないことから、その後見た目に種ができているように見える。しかし、食害を受けた種は発芽することがないことから、その後の種まきや苗の育成時に大きく影響するのである。

本栽培品は11月頃に収穫するが、目安としては葉の大部分が黄色に色づいてきた頃となる。あくまでヤマトトウキの地上部がすべて枯れた状態ではなく、その直前に収穫するのである。

加工では、大和当帰独特の手法があり、それははざかけと湯もみである。

はざかけは、収穫後のヤマトトウキを葉部位を残したまま2本1セットにくくり、これを稲架《はざ》にかけて乾燥させる工程である。この乾燥は、天日で行い、約2ヶ月を要する。この工程とあとの湯もみ工程を加えることで大和当帰中のエキスが増えるとされており、乾燥機を用いた人工的な乾燥ではエキス含量が増

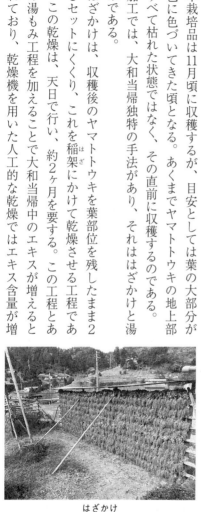

はざかけ

加しないことが確認されている。

湯もみは、はざかけで乾燥した大和当帰を、一度お湯で戻し、もみ洗いすることである。まず、大和当帰をお湯に浸けることにより乾燥して固くなったものをふやかし、やわらかくする。その後、お湯を張った桶に洗濯板に似た板状の上で、両手で転がしながらもみ洗うことで、根中の土類を落とし、形を整える。湯もみ後は、再度乾燥することで、大和当帰独特の甘味（糖分）が強まることとなる。

## ヤマトトウキ栽培での副産物の活用

このようにヤマトトウキの栽培は、非常に労力と手間がかかること、また栽培者の高齢化も進んでおり、リタイヤする方が増えてきている。

特に、ヤマトトウキに限らず薬用植物の場合には、野菜とは異なり、

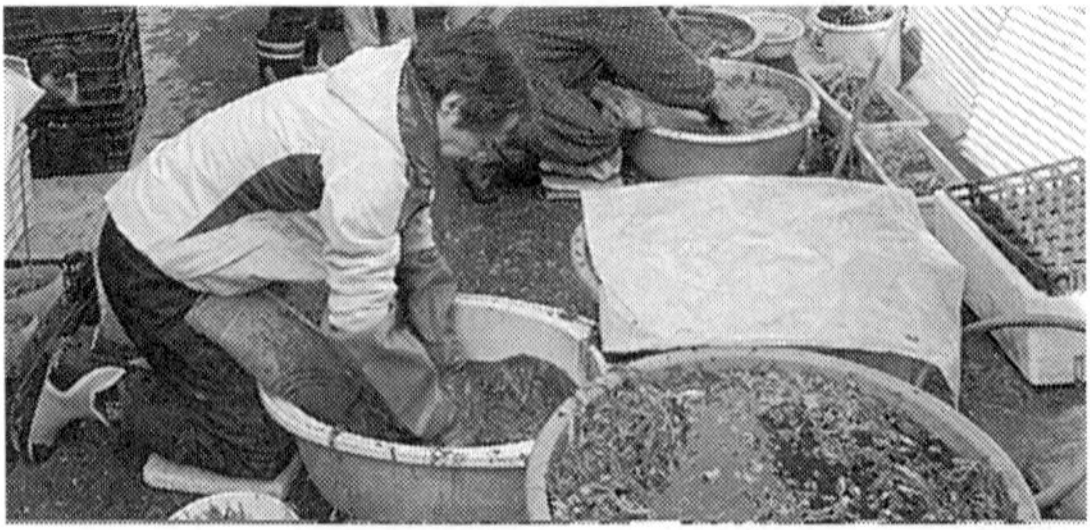

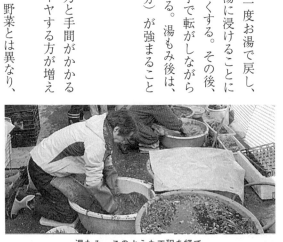

湯もみ—このような工程を経て、
ようやく大和当帰が生薬として流通するのである。

栽培数が多くないことから農業機械が発達しておらず、既存の農業機械の改良か、手作業による作業しか手段がないこともあり、高齢になるとその作業は困難を極めるほか、新規就労の場合も躊躇する原因となっている。

そこで、ヤマトトウキ栽培での副産物の活用を踏まえた農家収入の一助を目指し、ヤマトトウキの葉が着目されている。トウキの葉は、一九四三年（昭和十八年）の『現代和漢薬詳説』では薬用部分として葉茎を薬湯用とすることが示されているが、二〇一二年（平成二四年）より厚生労働省から示されている食薬区分リストで「非医」に分類されたことを発端に、その独特の香りを活かした食品やお風呂の香り付けなどの雑品に活用されている。特に、トウキ愛好家には、この香りが非常に好まれており、今後あらゆる製品への展開が期待されている。

ヤマトトウキ葉が、活用されはじめたことに伴い、含有成分量の調査研究は早くからなされており、他のセリ科植物と比較してビタミンB1，B2，C，K，E及びビオチンが多いことが報告されている。また、採取時期により含有成分量が異なることも示されている。さらに、最近ではこの葉を利用した製品では、お茶に加工したものが多くみられることから、お茶加工の上でのヤマトトウキ葉中の含有成分の推移を検証した報告もある。

このような活用により、ヤマトトウキの栽培が維持されるのはうれしい反面、難しい面として、生薬部位である根の生産を考えた場合には、葉を収穫してしまうことで植物の生育が弱ることから根が細り、生薬の市場価値が低くなってしまう問題がある。そのため、葉を収穫する場合には、なるべく成長点より遠い葉のみを収穫すると根の生育に大きく影響しないなどの研究がなされているが、それでも根に影響がないとはいえないことから、葉生産用と根生産用に分けて生産を行うことができれば、より効率的な栽培ができるのではないかと考えられる。この場合、葉生産用であっても、花が咲かない限りは、根も小さいながらも生薬として用いることは可能であり、無駄にはならない。

## 最後に

ヤマトトウキに限らず、日本で流通する生薬のほとんどは、海外からの輸入に頼っているのが現状である。このような状況をふまえ、漢方薬だけでなくその元となる生薬はどのような薬用植物からできているのかなど、少しでも興味を持ってもらえればと思う次第である。

また、本章の作成にあたり、小生にお声がけいただいた浅見氏にこの場を借りてお礼を申しあげたい。

**【参考文献】**

本章を記載するにあたり、次の書籍等を参考とした。

・『薬学研究』一九五七年二九号、薬業往来社
・『漢方と漢薬』一九三七年四号、日本漢方医学会
・『植物研究雑誌』一九三四年十号、津村研究所出版部
・『漢方の臨床』一九七一年十八号、東亜医学協会
・『漢方と漢薬』一九三九年六〇号、日本漢方医学会
・『漢方研究』一九七九年八九号、月刊漢方研究
・『奈良県薬事年報4（昭和二九年度）』奈良県衛生部薬務課
・『漢方研究』一九九七年三〇六号、月刊漢方研究
・『現代東洋医学』一九八一年二号、医学出版センター
・『現代和漢薬詳説「附」薬品市場 道修町 近代史』田口靖・薬業往来社

・『からだの科学』一九七四五六号、日本評論社
・『第二改正国民医薬品註解』一九五九年、株式会社南江堂
・『薬用植物栽培法』刈米達夫、株式会社養賢社
・『薬草の栽培』神尾信治、富民社
・『和漢薬用植物』刈米達夫、有限会社廣川書店
・『大和売薬誌』前田長三郎、奈良日報社

# 第5章　「薬」雑感――祈りと治療

## 新型コロナウイルスの蔓延とアマビエ

二〇一九年十二月、中国・武漢市で原因不明の肺炎として報告された新型コロナウイルス感染症は、瞬く間に世界中に拡散、翌二〇二〇年三月には、世界保健機関がパンデミックに相当すると認定し、日本でも緊急事態宣言を出すに至った。

同年五月には全世界の感染者数が四二六万人（うち死者二十九万人以上）と報告された。

日本国内では国や自治体によるワクチン接種をはじめマスクの着用や人と人との接触の可能性を少なくすることが推奨され、一定以上の人数が集まるイベントが自粛を余儀なくされた。

以後、新型コロナウイルスによる感染症は拡散と縮小を繰り返し、ウイルス自身も突然変異を繰り返してワクチン接種をくぐり抜けた。

そんな中、日本では若者たちの間で「アマビエ」と呼ばれる不思議なキャラクターの画像を拡散しようという動きが現れた。

厚労省がアマビエのモチーフを新型コロナウイルスの啓発アイコン

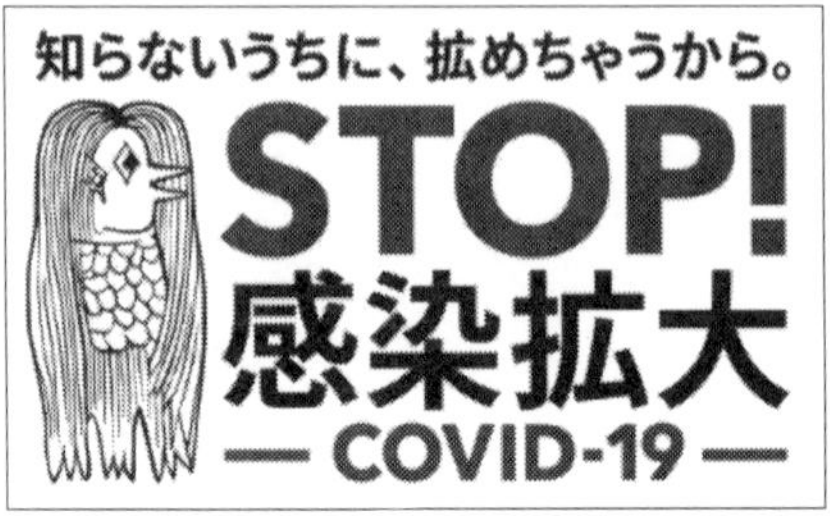
知らないうちに、拡めちゃうから。
STOP!
感染拡大
— COVID-19 —

厚労省アマビエアイコン

に取り入れたことも記憶に新しい。

実はこのアマビエ、幕末から明治期にかけて日本各地で目撃された「予言獣」であった。

アマビエの初見は弘化三年（一八四六）九州熊本の海岸であり、第一発見者は役人だという。図はその際発行されたかわら版である。

そこには、三本足で鳥の嘴のような口と長い髪、耳にあたかもイヤリングのような飾り物をつけた怪しい生物が描かれ、次のような文言が記されている。

「私は海中に住むアマビエと申す者である。今年から六年の間、諸国では豊作が続くことだろう。しかし、同時に疫病が流行するから、早いうちに私の姿を写した絵を人々に見せるがよい。」

「アマビエ」は「アマビコ（天彦、海彦）」の誤記と

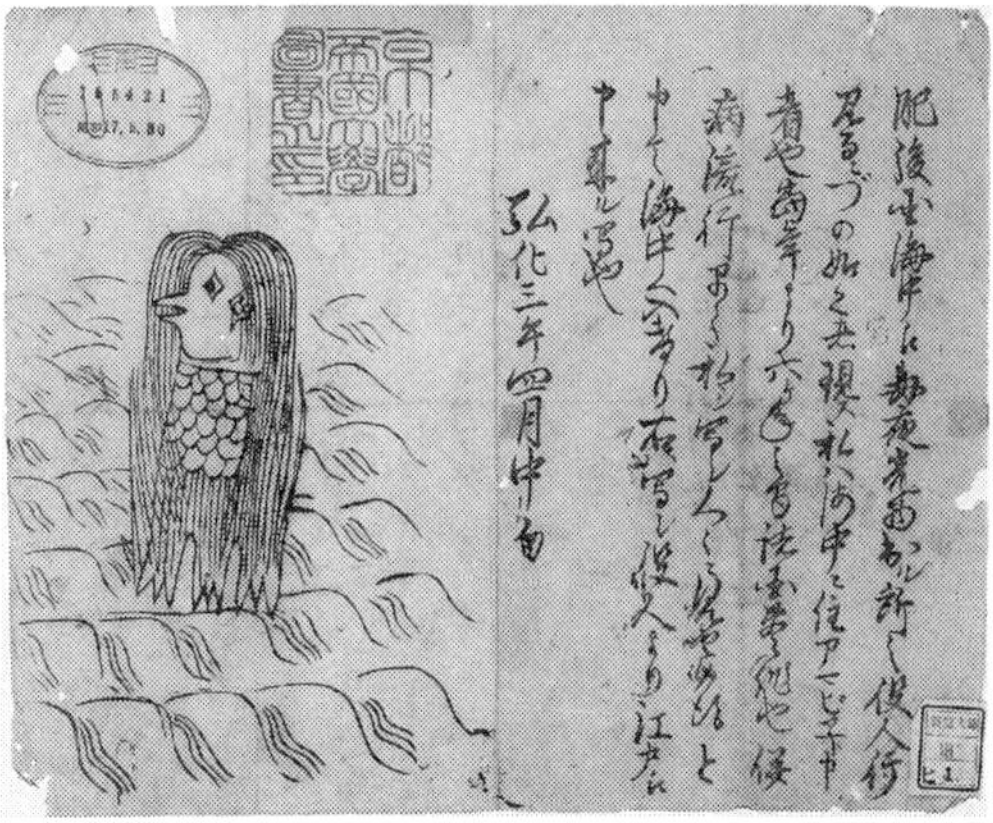

『肥後国海中の怪（アマビエの図）』（京都大学附属図書館所蔵）

いう説もあるがそれはともかく、当時の日本ではコレラやはしか（麻疹）、疱瘡（天然痘）などの疫病が繰り返し流行しており、多くの感染者、死者が出ていた。

当時は開国後間もない頃であり、海外からもたらされたコレラが流行し始めていた。

コレラは文政五年（一八二二）に対馬、下関経由で感染が拡大し大阪・京都まで到達、患者・死者数が十数万人を数えたとされ、病状の進行が早く死亡率が高いことから人々は「三日コロリ」と呼んで恐れたという。その後も安政五年（一八五八）、文久二年（一八六二）と数年おきに流行を繰り返し、多くの感染者、死者が出た。安政二年のコレラは江戸だけで死者が三万人にのぼり、文久二年のときは、夏に麻疹が大流行した後、追い打ちをかけるがごとく冬にコレラが蔓延し、おびただしい犠牲者を出した。

そのような時、人は超自然的なモノに頼るのであろうか、このアマビエはやがて各地に飛び火し、姿かたちもさまざまに変化していった。

人類の歴史は、疫病との戦いの歴史でもあった。最も規模の大きいパンデミック（世界的な大流行）は十四世紀のヨーロッパで発生し、二千万〜三千万人もの死者を出したペストであろう。

医療がまだそれほど発達していなかった時代において、ペストはその症状や致死率の高さから黒死病と呼ばれ、人々に恐れられた。

天然痘（疱瘡、痘瘡）もまた、紀元前から世界中で数多くの死者を出した疫病である。

六世紀半ば、大陸との交流が活発に行われるようになった頃、日本で恐ろしい疫病が流行したが、これは天然痘であった可能性が指摘されている。

## 祈りと治療

「治癒」の「癒」という漢字に着目してみた。

「癒」（ユ、い－える、い－やす）は「疒（だく＝やまいだれ）」＋「兪（ユ）」＋「心（シン、こころ）」から成り立っている。「疒（だく＝やまいだれ）」は病人が寝台に横たわっている象形、「兪（ユ）」は把手のある大きな手術刀（余）で患部の膿血《のうけつ》を刺して盤（舟）に移し取る形で、治療の方法を示す。これに「疒」を加えたものだという。

（参考：『字統』（白川静、平凡社））

なお、「心」の字は後から追加されたという。いつしか心の病も体の病と同じという考え方がなされるようになったのだろう。

太古の昔、病気は天変地異や自然界の精霊、死者の霊が引き起こすと考えた。ひとつのムラ（集団）の中には、超自然の存在と交信する能力を持つシャーマン（巫師《ふし》、祈祷師《きとうし》）がいて、祈りをささげることで治療を行ったのである。

同時に、試行錯誤を重ねながら経験的に薬草などの薬物を用いてきたのだろう。

私はかつて東京都三鷹市遺跡調査会に勤務し、市内各地の旧石器～縄文時代の遺跡発掘調査に従事していた経験がある。

平成元年、三鷹市内の「坂上遺跡」において、縄文中期の住居跡から土偶が出土した。全身ではなく部分であり、しかも肩から脚部にかけて三片に分離しており、それぞれ数メートル離れた箇所で発見されたのである。

特筆すべきは、それから二十年後の平成二十年、同じ遺跡内の百メートルほど離れた住居跡から出

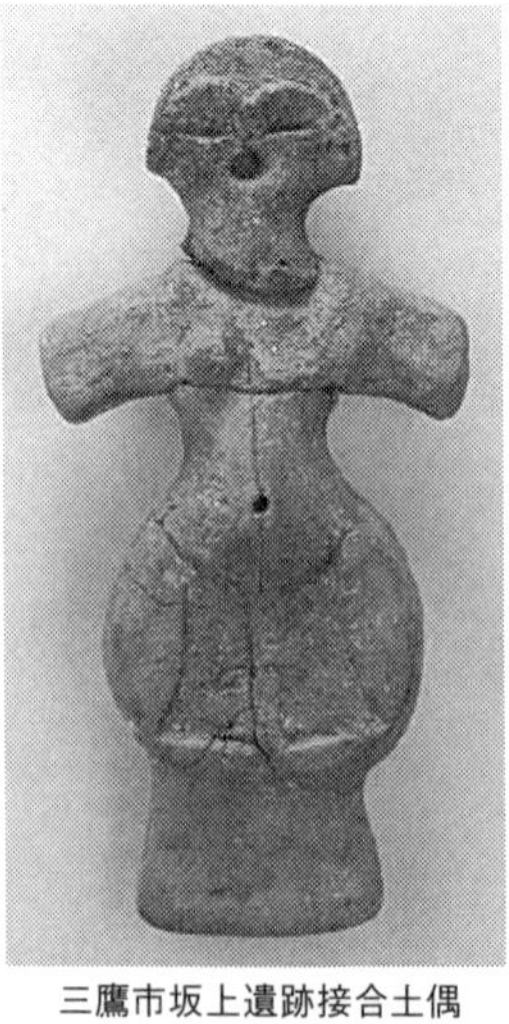
三鷹市坂上遺跡接合土偶

土した土偶の頭部が、先の土偶片と接合して完全な個体として復元されたことである。

縄文時代の土偶がバラバラの状態で出土する例は多く、むしろ完形で見つかることの方が少ない。一度作った土偶を頭部、腹部、脚部など意識的に分離して別々の場所に埋納するという行為があったと考える研究者もいる。

その理由としては、たとえば「鎮魂」（死者が出るとその人物を象徴した土偶を作り、壊して死後の世界に持たせてやる）、「再生の祈り」（破壊→再生）、「人形《ひとがた》（人の形をした土偶に穢れを移して破壊する）」「多産を目的とする行為」「病気や怪我の部位を引き離して特別の場所に埋納し、残りの部分も分離して別々に埋納することで治癒を願った」などである。

こうした祈りの行為と並行して、薬草などを用いて治療したのだろうか。

つまり、太古の時代にあっては祈りが主体で、薬物が補助的な手段であったということになる。

このような、祈りと薬物を使った治療は先史時代から中世、近世に至るまで世界各地で行われていた。

平安時代の貴族社会でもしかりである。平安中期に藤原実資《ふじわらのさねすけ》が記した日記『小右記《しょうゆうき》』によれば、眼病を患った三条天皇が医師のすすめで紅雪《こうせつ》という薬を服用したときには、まずその薬を用いることの是非を陰陽師による卜占《ぼくせん》で確認し、次いで、広隆寺の僧に薬の加持を行わせたうえで服用したという。（『宗教と社会』一巻、一九九五〈平安貴族社会における医療と呪術：医療人類学的研究の成果を手掛りとして　繁田信二〉）

また、薬でも治らない場合は、修験者や僧侶、陰陽師たちによってさまざまな祈祷を施した。医療の進んだ現代でも同様のことが行われるのを、今回私たちは経験した。それが先のアマビエである。

「鰯《いわし》の頭も信心から」という諺があるが、これはある意味では真実で、（効果を）信じて一心に祈る時、人間が本来持っている自然治癒力にスイッチが入るのかもしれない。

## 治療（癒やし）の原点

ところで、第一章では中医学について概略を述べただけで深く言及しなかったが、「推掌《すいな》」とよばれるものは、押す、つまむ、揉む、摩擦する、叩くなど、手技を用いて患部を刺激する治療法となっている。なお、「按摩《あんま》」という技法は推掌に似るが、治療法ではなくマッサージに近いものである。

さて、この推掌あるいは按摩という技法は、人類がその黎明期からごく自然に行ってきた原始的な行為が、長い年月をかけて進化してきたものと言ってもいいだろう。

無意識のうちに患部に手を当てたり、擦ったりするのはごく自然な行動である。それに加えて超自然的な存在と交信する能力を持つシャーマンが病人、怪我人に触れることで、その治療効果は倍増した事だろう。「手当て」という言葉の語源は原始の時代まで遡るのである。

手当てという表現から思い起こされるものに、オキシトシンというホルモンに関する知見がある。最近の研究によると、疼痛（痛み）の緩和や不安の軽減、親子間の親和性、他者に対する共感といった情動に、脳内で放出される「オキシトシン」と呼ばれる神経伝達物質が関与しているという。

もともと、オキシトシンは産前産後に女性の体内ではたらく女性ホルモンとして認知されていた。たとえば出産時に子宮を収縮させて陣痛を促進したり、出産後に乳管を刺激して乳の出を良くする（オキシトシン反射）のほか、母と乳児が見つめ合うことによる視覚刺激や乳児の匂いを嗅ぐことによる嗅覚刺激、鳴き声を聞く際の聴覚刺激によってオキシトシンの放出が促進される。

オキシトシン分泌のトリガー（きっかけ）となるのは、視覚や嗅覚、聴覚のほか、皮膚感覚による刺激が重要だという。たとえば、母親が我が子の体を優しくなでたりさすったりする行為は乳児の安心感を引き起こし、不安や痛みの感覚を軽減してくれる。そう、まさに「ちちんぷいぷい」（コラム②）なのであり、オキシトシンがしばしば「愛情ホルモン」「癒しホルモン」などと呼ばれる所以であろう。しかし、その後の研究により、性別や年齢に関係なく、さまざまな場面でオキシトシンの分泌・放出が行われ、複雑な経路でヒトや他の動物の生態に影響を及ぼすことが確認されている。

しかも、オキシトシン単一の働きによるものではなく、他の神経伝達物質と共同で働いているという。このことは、オキシトシンの働きの多様性を示唆すると同時に、単に愛情ホルモンという決めつけをすることの危険性を示唆しているように思える。

私たちの体の中では、常に複雑なプロセス、システムが働いていて、体の機能を維持している。五感から得られる刺激と、それによって体内で放出されるさまざまな神経伝達物質が関与し合うことで、自己治癒力にスイッチが入ったり、さまざまな感情が生じたりするのかもしれない。

## コラム⑧　プラセボ効果と「自然治癒力」

### プラセボ（プラシーボ）効果

有効成分が含まれていない薬剤（薬とは呼べないが）によって、症状の改善が見られること。「プラセボ」の語源はラテン語の Placēbō（喜ばせる）で、日本ではしばしば「偽薬」と訳されてきたが、これは誤訳であることを日本薬史学会の森本和滋会長（当時）からご教授いただいた。

「偽薬」というよりは寧ろ「安慰剤」という中国語訳のほうがしっくりくるようだ。（『抄録　プラセボジレンマについて考える』中野重行　日本臨床薬理学会　年会2003年）

プラセボ効果は痛みや下痢、不眠などの症状がある場合に発揮されやすいという。また、「医師と患者の信頼関係が良い」「治療に対する意欲が強い」ほど効果が現れやすいことなどから、背景には暗示効果や自然治癒力、条件付けなどがあると考えられている。

### 誰もが持っている「自然治癒力」

治療のことを「手当て」ともいうが、おなかが痛い時など、患部に手を当ててじっとしている（さすっている）うちに、症状がおさまってしまうことがある。

コラム②でもご紹介したように「おまじない」には一定の効果があると考えられている。これはヒトが本来持っている「自然治癒力（自己治癒力）のなせるわざ」であろう。〝病《やまい》は気から〟ということわざも一理あるといえようか。

自然治癒力はとても重要で、これがなければ傷はふさがらないし、手術のあとの抜糸も不可能だ。昔は転んでケガをしたときなど赤チン（マーキュロクロム液）をつけたものだが、すり傷程度なら、傷口をきれいに洗い、そのままにしておくと自然に治ってしまう。「ちちんぷいぷい…」で大丈夫というわけだ。

自身の再生能力により壊れた細胞は元に戻ろうとする（自己再生力）し、体内の白血球などが侵入してくる細菌と戦うから（自己免疫力）である。

この自然治癒力に何らかの形でスイッチが入ると、ヒトの体はある程度の病気やケガであれば自然に治してしまう。私たちは自分がいつも健康でいると思っているが、実際は日夜知らぬ間に体内で自然治癒力が働いており、〝病魔〟を退散させているのだ。

## コラム⑨　三光丸クスリ資料館

株式会社三光丸では平成元年に三光丸クスリ資料館を開設し、奈良の薬に関係するさまざまな資料を蒐集・展示している。

三光丸の創業家である米田家は、江戸時代に始められた売薬（配置薬）の発生に深く関わる家であり、売薬発生当初から業界を牽引してきた。

そのような経緯もあり、大和の薬に関する貴重な資料の散逸を防ぎ、製薬と売薬に関わった先人たちの足跡に光を当てるためにこの資料館を創設したという。

コンセプトは「五感をフルに使い、奈良の配置薬や漢方薬、薬の歴史を学べる資料館」で、館内には奈良の薬の歴史を学ぶ映像コーナーや漢方生薬の見本コーナー、置き薬関連の資料などのほか、薬研《やげん》や石臼《いしうす》、篩《ふるい》、唐臼《からうす》など、昔の薬作りの道

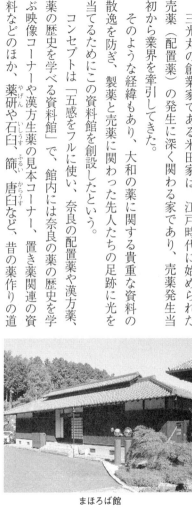

まほろば館

具を実際に手に取ってちょっとした薬作り体験もできる。

　来館者は小・中学校の社会見学がもっとも多く、次いで高齢者の団体やハイキング、ピクニック、歴史探訪ウォーキングの方々にご利用いただいている。

　二〇一九年以降、新型コロナウイルスの蔓延により来館者数は一時的に減少したが、現在は回復傾向にあり、特にSNSの普及により若い年齢層の来館者が多くなり、海外からの団体見学者も増加傾向にある。

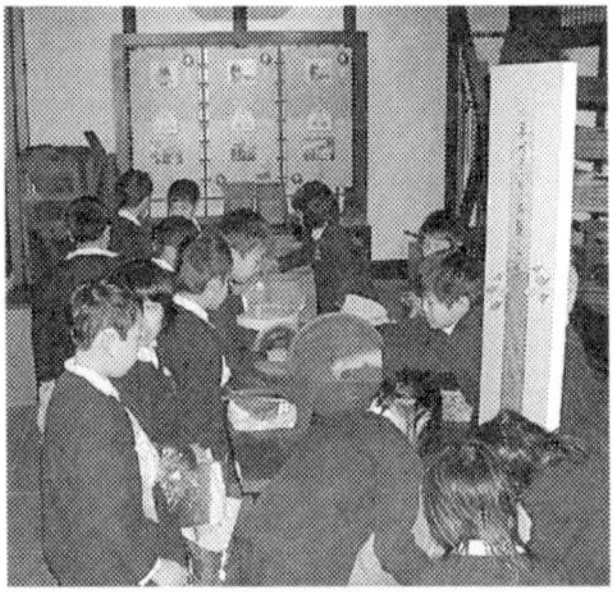
資料館見学

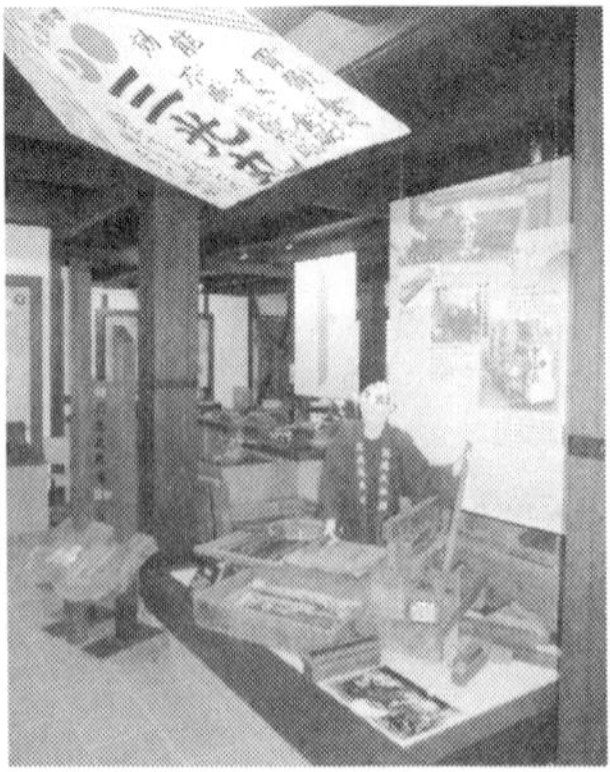
こころの館

さて、この本を執筆するにあたり、巻頭言をお願いした日本薬史学会の森田和滋会長より貴重なご提案をいただいた。

それは何かというと、「祈りと治療というテーマであれば、是非とも貴君の妻女にも加わっていただくとよいでしょう」というものであった。

先生には、今回の巻頭言をお願いする際、私と妻が以前上梓した『大和の隠れ寺』（朱鷺書房）という本をお渡しししていた。

それは私たち一家が東京から奈良県明日香村に移住してから一年後に自費出版したもので、必ずしも有名ではないが、そこを預かる僧侶が日々仏道に励み、人知れず世のため人のために祈り続ける、そんなお寺を探し出したいとの思いが詰まった本であった。

先生はその本をいたくお褒めくださったばかりか、今回の著作にも通じるものがあるとお考えになったという。

ということで、以下は妻が記した〝祈りと治療〟に関する思いであり、はるばる東京からここ奈良の地に移り住むに至った思い出話である。

## 寄稿文『妻のひとこと』（浅見孝子）

### お寺と私

私は、子供の頃からお寺が大嫌いでした。それは、幼い頃から近しい人たちが毎年のように亡くなり、お寺はお葬式や墓参りをする場所だと思っていたからです。私にとってお寺は〝カ行〟の世界。つまり、「カ」堅苦しい、「キ」気持ち悪い、「ク」暗い、「ケ」煙い、「コ」怖い所だったのです。

けれども高校二年生の時、修学旅行で京都の東寺と奈良の薬師寺を見学し、仏像を間近に見たときに衝撃を受けたんです。全然怖いものではないのだと。

翌年、アルバイトで貯めたお金で京都に行き、お寺を巡り歩くうちに、ますます仏様の虜になり、私の中でお寺というもののイメージが変わっていきました。

やがて私は結婚して二人の娘を授かったのですが、神社やお寺との距離がさらに近くなるような出来事が起きました。長女が小学校二年生の時、突然脳腫瘍で入院することになったのです。私は、なんとかして娘を治してやりたい一心で、病院近くの神社やお寺に毎日お参りに行き、無事を祈り続けました。

その甲斐あってか、娘は奇跡的な回復を遂げたのです。もちろん、素晴らしいお医者様に恵まれたことが大きかったのですが、これがきっかけとなり、仏縁に目覚めたのかもしれません。

その後は、毎年夏休みになると二人の娘を連れて高野山や奈良、京都にお礼参りの旅をするようになりました。

## 悲しみを乗り越えて

一九九六年六月、私たち家族に突然の悲劇がやってきました。次女が交通事故で亡くなったのです。

たった一〇〇〇グラムという極小未熟児で生まれたにもかかわらず、すくすくと育ちようやく中学生になったばかりでした。ついさっきまで元気でいた子が突然死んでしまうなんて。

喪が明けてからも悲しみは深まるばかり。学校が私たちの住むマンションのすぐ裏にあったので、登下校の生徒たちを見るたび次女の姿を追い求め、毎日泣きました。

そうこうしているうち、私は次第に奈良や高野山の近くに住みたいと思うようになっていきました。

そして、そんな気持ちを後押しするかのように、高校卒業を目前にした長女が高野山大学で仏教を学びたいと言い出したのです。妹を突然失ったことで、彼女なりに悩み苦しみ、仏教にその答えを見いだそうとしたのでしょうか。このときから私たち家族の新たな旅立ちが始まりました。

やがて縁あって明日香村に移住し、聖徳太子ゆかりの橘寺、そして西国六番札所の壺阪寺に勤めるようになりました。また、夫婦で娘の供養のためにといろいろなお寺を巡り歩いているうちに、お寺を預かるご住職の皆様からうかがったお話しをまとめ、私たちなりの感想を加えたものができあがり、自費出版で夫婦共著の本を出すことになったのです。それが『夫婦で歩く大和の隠れ寺』（朱鷺書房）でした。

ご縁をいただいた僧侶の方々はみな真摯に仏様と向き合い、日々人々のために祈っておられました。私たち夫婦もお勤めをご一緒させていただきながら貴重な体験を得ることができたのです。

そして、取材を通して親しくなったあるお寺の住職から勧められたことがきっかけで、四国八十八ヵ所や西国三十三所の巡礼を経験し、やがてそれが嵩じて先達の仕事を始めるようになりました。旅行会社が主催するバスのツアーなどに同行して皆さんにお参りの作法や参拝するお寺の歴史、仏像のことなどをお伝えするのです。この仕事を通じて沢山の方々と知り合うことができました。今でも親交のある方も少なからずいらっしゃいます。

寺院めぐりや僧侶の方々との交流を通して私たちが学んだのは、人は信仰心を持つことが大切だということでした。

では、いったい、人は何に対して祈るのでしょうか？祈りをささげる対象は信じる宗教によって違いはあるかもしれません。しかし、祈る気持ちそのものに違いはないと思います。

しかも、「祈り」は他者のために行うもの。これこそが祈りであって、自分のためにするのは単なる「お願い」ではないでしょうか。

ところで、今回ご縁をいただいて夫が執筆している本書、テーマは「祈りと治療」とのこと。

自分以外の人の無事を祈ることによって、何か、私たちには想像もつかないような、不思議なメカニズムで相手の自己治癒力にスイッチが入るのかもしれません。

受験生が神社やお寺にお参りして合格を祈願すれば、皆が皆、合格できるわけではありません。病気平癒を祈願しても治るとは限りません。そう、人生はまったく思い通りにはいかないのです。自分の心さえ、なかなかコントロールできません。病気は薬で治せる場合もあるけれど、逆に、心の状態が病状を悪化させるケースもあるように思います。しかも、心の苦しみ、悲しみは薬では治せないのです。

『般若心経』の中に、「羯諦《ギャテイ》　羯諦《ギャテイ》」という句があります。その後に「波羅羯諦《ハラギャテイ》　波羅僧羯諦《ハラソウギャテイ》　菩提薩婆訶《ボウジソワカ》」と続くのですが、この「羯諦」の「諦」という字は、放棄するとか断念するとかを意味する「あきらめる」ではなく、「明らかにする」という意味だと学びました。

仏陀は「今自分が置かれた状況をあるがままに受け入れよ」と説かれたそうです。

たとえば「（私は）病気に罹ってしまった」「愛する人が亡くなってしまった」という状況があるとして、それに「病気で苦しい」「愛する人が亡くなって悲しい」というマイナスの感情が加わると、まさに二重の苦しみとなって自らをさいなむことになります。

あるがままを素直に受け入れ、そして他者のために祈る。私にもいつの日か、そんな心境にたどり着く時がやって来るのでしょうか。

# あとがき

お恥ずかしい話だが、実は私、東京から明日香村に移住し、クスリ資料館に勤務するようになるまで、奈良県が富山県に次いで配置薬産業が盛んであることを知らなかった。三光丸という会社は、なぜかそんな私を雇い入れ、好きなように仕事をさせてくれたし、私自身もそれに答えようとして、一から配置薬の歴史を学び、なんとかして一人でも多くの人に資料館を見学していただけるよう努めてきた。

資料館の仕事をしていてつくづく思うのは、古代から現代に至るまで、数えきれぬほど多くの先人たちが大和の薬に関わってきたという事実である。

遙か昔、この地に日本の都が誕生し、大陸からまったく新しい文化や人材がもたらされたとき、人々の暮らしは劇的に変化したことだろう。

それらに大きく影響を受けながらも、人々は柔軟にとり入れ、いつしか自分のものにしていった。このことには、文化の仲介役を担った渡来系の人々とその子孫、そして最先端の文化・技術を学び吸収した南都仏教の僧侶たちが多大な貢献を果たしたのである。

本書の巻頭言は日本薬史学会の森本和滋会長に執筆していただいた。

以前、「内藤記念くすり博物館」の森田宏館長よりご推薦いただき、日本薬史学会に入会させていただいた折、森本会長から思いがけず温かい励ましの声を頂戴した。また、会長に論文集をお送りしたところ、私の拙い文章に、大層お褒めの言葉をいただいた。

このご縁で、厚かましくも本書の巻頭言をお願いした際には、ご多忙中にもかかわらず二つ返事でご快諾いただき、感激した次第である。

この春、学会の会長職を勇退されることとなり、引き継ぎなどまことに多忙を極める中、私の執筆が遅々として進まぬ状態に、さぞかしご迷惑をおかけしたことだろう。けれども、会長から激励のお言葉をいただいたおかげで、なんとか書き終えることができたのだと思う。

また、第四章については、奈良県薬事研究センターの西原正和研究員から玉稿を寄せていただいた。実は氏も日本薬史学会の会員で、年齢は私よりもずっとお若いが、私よりも先輩の会員である。

氏とは、奈良県主催のイベントなどでよくご一緒させていただいており、持ち前のさわやかな話しぶりで来場者を惹きつけ、「キハダ王子」「トウキ王子」と呼ばれ親しまれている。

お二人には、この場を借りて深甚なる感謝の意を表したい。

そして、なかなか進まない私の原稿を辛抱強く待ち続けてくださった京阪奈情報教育出版の住田幸一氏と、執筆中ずっと私を支え続けてくれて、おまけに原稿まで書いてくれた妻、筆が進まず苦しむ私にまとわりつき、励ましてくれた愛犬ミロクにたいしても。

最後になったが、はるか昔から奈良の薬づくりに携わってきた人々、故郷から遠く離れた地へ置き薬の行商に赴き、奈良の薬を売り広めた名もなき先人たちに本書を捧げたい。

令和五年五月　初夏の風薫る明日香村にて

浅見　潤

## 【参考文献】（第1～3、第5章）

本章を執筆するにあたり、次の書籍等を参考とした。なお、引用文献については本文中に提示している。
秋永政孝『高取町史　第Ⅱ章大和武士の活躍』（高取町史編纂委員会事務局一九九二）
黒田　智『中世肖像の日本史』（株式会社ぺりかん社二〇〇七）
呉座勇一『応仁の乱 戦国時代を生んだ大乱』（中央公論新社二〇一六）
三光丸同盟会創立百周年記念誌編集委員会『同盟人百年の軌跡』（一九九九）
武知京三『近代日本と大和売薬―売薬から配置家庭薬へ―』（税務経理協会一九九五）
谷口雄太『中世足利氏の血統と権威』（吉川弘文社二〇一九）
富山県『富山県薬業史　資料集成上』（一九八三）
富山県『富山県薬業史　通史』（一九八七）
奈良県薬業史編さん審議会『奈良県薬業史 通史編・資料編』（一九九一）
前谷恵紹『密教文化 vol.1994-184号』（「Matanga の種族的起源をめぐって」）
山田梅吉『越智氏の勤王』（奈良縣教育會一九三六）

## 【協力者一覧】

本書を執筆するにあたり、以下の方々にご協力いただだいた。記して感謝申し上げる。

（五十音順・敬称略）

〈機関・団体〉

一般社団法人北多摩薬剤師会
株式会社井上天極堂
株式会社三光丸
京都大学附属図書館
内藤記念くすり博物館
奈良県薬事研究センター
日本薬史学会
農業法人ポニーの里ファーム
法相宗大本山興福寺
三鷹市埋蔵文化財調査室
山科植物資料館
有限会社銭谷小角堂

〈個人〉

浅見孝子（孝州）
天野知津代
川本あづみ
菊池はるみ
西原正和
辻　明俊
森田　宏
森本和滋
保科政秀

京阪奈新書
奈良とくすり－祈りと治療の歴史

2024年7月15日　初版第1刷発行

著　者：浅見　潤
発行者：住田　幸一
発行所：京阪奈情報教育出版株式会社
〒630-8325
奈良市西木辻町139番地の6
https://narahon.com/　Tel:0742-94-4567
印　刷：共同プリント株式会社

ISBN978-4-87806-759-4

造本には十分注意しておりますが、万一乱丁本・落丁本がございましたら
お取替えいたします。

# 京阪奈新書創刊の辞

情報伝達に果たす書物の役割が著わしく低下しつつある中、短時間で必要な知識や情報の得られる新書は、多忙な現代人のニーズを満たす活字文化として、書店の一画で異例の繁栄を極めている。

かつて、活字文化はすなわち紙と印刷の文化でもあった。それは、人々が書物への敬意を忘れなかった時代でもあり、読書を愛する者は、知の深淵へと降りていく喜びと興奮に胸を震わせ、嬉嬉としてページを繰ったのだった。

日本で初めて新書を創刊した出版界の先達は新書創刊の目標として、豊かな人間性に基づく文化の創出を揚げているが、活字文化華やかしころの各社の新書の中からは、文化を創出する熱い志（こころざし）に溢れた古典的名著が数多く生まれ、今も版を重ねている。

デジタル時代の今日、題名の面白さに凝ったおびただしい数の新書が、入れ代わり立ち代わり書店に並ぶが、昨今の新書ブームには、アナログ時代の新書にはあった大切なものが欠落してはいないだろうか。

ともあれ、このたび我が社でも新書シリーズを創刊する運びとなった。

高邁（こうまい）な理想を創刊理念として掲げ、実際に人生や学問の指標となる名著が次々と生まれた時代への熱い思いはあるが、適度な軽さもまた、デジタル時代のニーズとしてとらえていくべきだろう。

とにもかくにも、奈良にどっしりと腰を据えて、奈良発の『知の喜び』を形にしてゆきたい。

平成二十九年　晩秋

京阪奈情報教育出版株式会社